U0335727

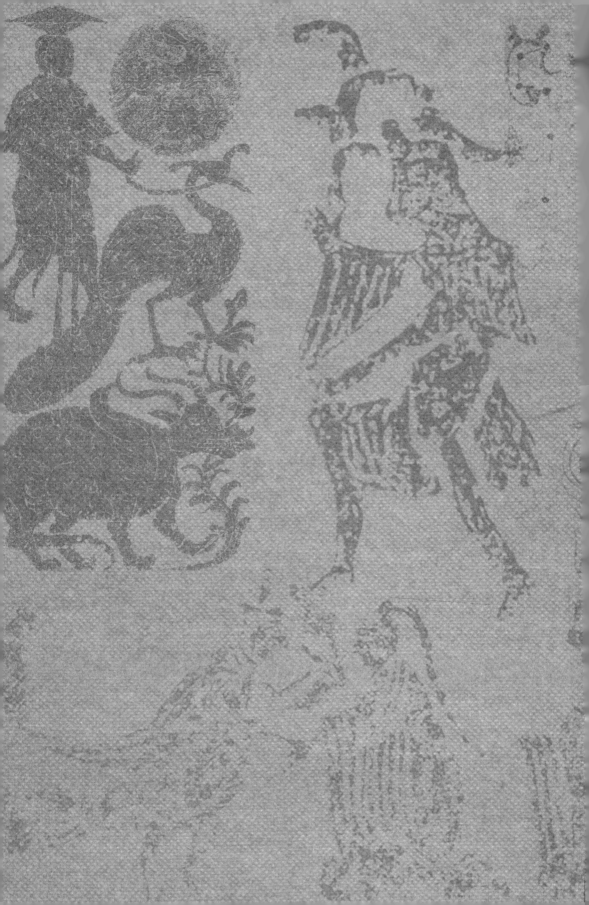

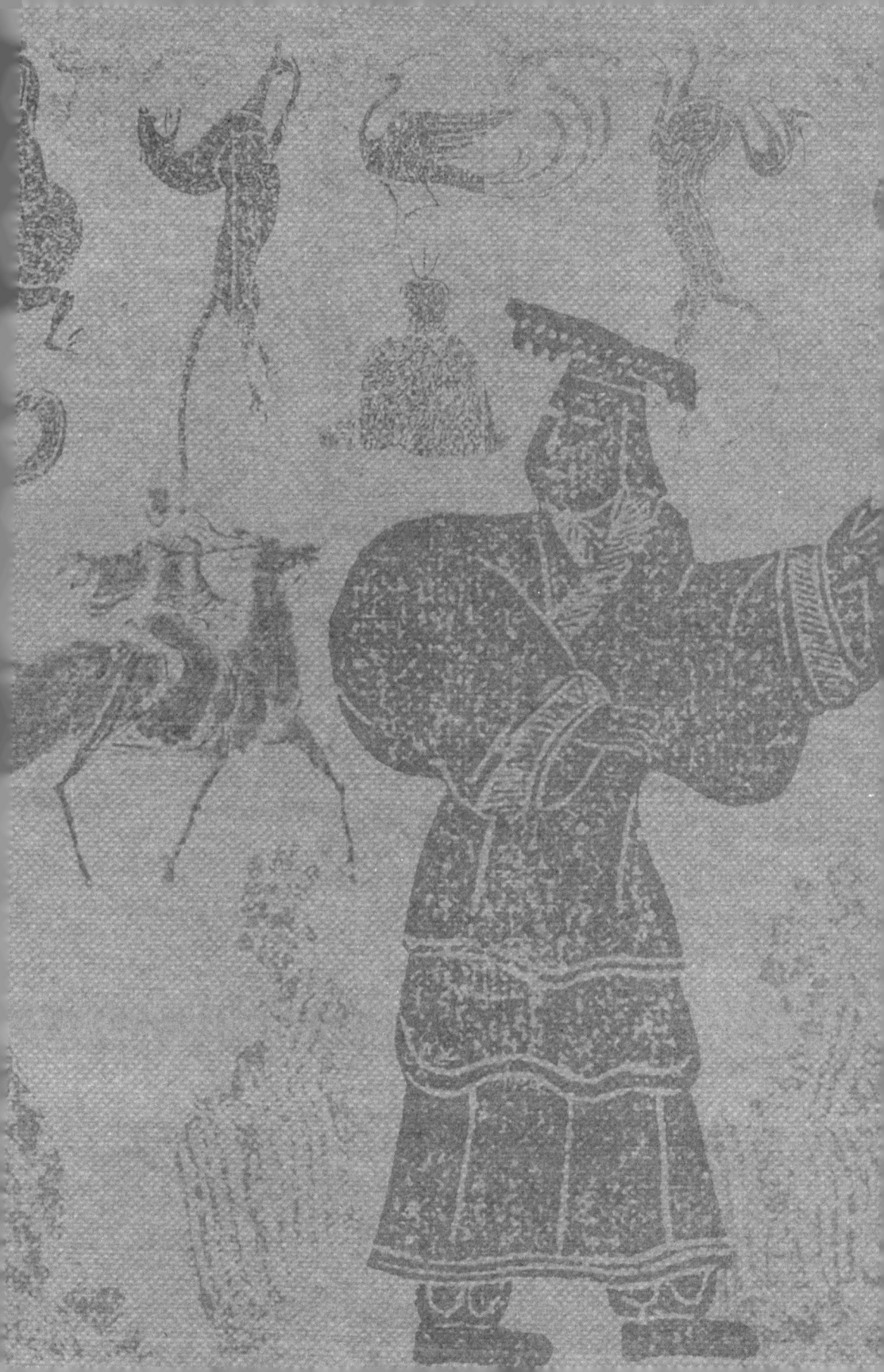

中国古医籍整理丛书

# 医学读书志
# 医学读书附志

清·曹禾 著

杨 健 校注

中国中医药出版社

·北 京·

**图书在版编目（CIP）数据**

医学读书志；医学读书附志／（清）曹禾著；杨健校注．—北京：中国中医药出版社，2015.12

（中国古医籍整理丛书）

ISBN 978 – 7 – 5132 – 3025 – 4

Ⅰ.①医…　Ⅱ.①曹…　②杨…　Ⅲ.①中医学 – 专科目录 – 中国 – 清代　Ⅳ.①Z88：R2

中国版本图书馆 CIP 数据核字（2015）第 314102 号

中 国 中 医 药 出 版 社 出 版
北京市朝阳区北三环东路 28 号易亨大厦 16 层
邮政编码　100013
传真　010 64405750
保定市中画美凯印刷有限公司印刷
各地新华书店经销

＊

开本 710×1000　1/16　印张 9　字数 53 千字
2015 年 12 月第 1 版　2015 年 12 月第 1 次印刷
书　号　ISBN 978 – 7 – 5132 – 3025 – 4

＊

定价　28.00 元
网址　www.cptcm.com

# 国家中医药管理局
# 中医药古籍保护与利用能力建设项目
## 组织工作委员会

**主 任 委 员** 王国强

**副 主 任 委 员** 王志勇　李大宁

**执 行 主 任 委 员** 曹洪欣　苏钢强　王国辰　欧阳兵

**执行副主任委员** 李 昱　武 东　李秀明　张成博

**委 员**

各省市项目组分管领导和主要专家

（山东省）武继彪　欧阳兵　张成博　贾青顺

（江苏省）吴勉华　周仲瑛　段金廒　胡 烈

（上海市）张怀琼　季 光　严世芸　段逸山

（福建省）阮诗玮　陈立典　李灿东　纪立金

（浙江省）徐伟伟　范永升　柴可群　盛增秀

（陕西省）黄立勋　呼 燕　魏少阳　苏荣彪

（河南省）夏祖昌　刘文第　韩新峰　许敬生

（辽宁省）杨关林　康廷国　石 岩　李德新

（四川省）杨殿兴　梁繁荣　余曙光　张 毅

各项目组负责人

王振国（山东省）　　王旭东（江苏省）　　张如青（上海市）

李灿东（福建省）　　陈勇毅（浙江省）　　焦振廉（陕西省）

蔡永敏（河南省）　　鞠宝兆（辽宁省）　　和中浚（四川省）

# 前 言

中医药古籍是传承中华优秀文化的重要载体，也是中医学传承数千年的知识宝库，凝聚着中华民族特有的精神价值、思维方法、生命理论和医疗经验，不仅对于传承中医学术具有重要的历史价值，更是现代中医药科技创新和学术进步的源头和根基。保护和利用好中医药古籍，是弘扬中国优秀传统文化、传承中医学术的必由之路，事关中医药事业发展全局。

1949 年以来，在政府的大力支持和推动下，开展了系统的中医药古籍整理研究。1958 年，国务院科学规划委员会古籍整理出版规划小组在北京成立，负责指导全国的古籍整理出版工作。1982 年，国务院古籍整理出版规划小组召开全国古籍整理出版规划会议，制定了《古籍整理出版规划（1982—1990）》，卫生部先后下达了两批 200 余种中医古籍整理任务，掀起了中医古籍整理研究的新高潮，对中医文化与学术的弘扬、传承和发展，发挥了极其重要的作用，产生了不可估量的深远影响。

2007 年《国务院办公厅关于进一步加强古籍保护工作的意见》明确提出进一步加强古籍整理、出版和研究利用，以及

"保护为主、抢救第一、合理利用、加强管理"的方针。2009年《国务院关于扶持和促进中医药事业发展的若干意见》指出，要"开展中医药古籍普查登记，建立综合信息数据库和珍贵古籍名录，加强整理、出版、研究和利用"。《中医药创新发展规划纲要（2006—2020）》强调继承与创新并重，推动中医药传承与创新发展。

2003～2010年，国家财政多次立项支持中国中医科学院开展针对性中医药古籍抢救保护工作，在中国中医科学院图书馆设立全国唯一的行业古籍保护中心，影印抢救濒危珍本、孤本中医古籍1640余种；整理发布《中国中医古籍总目》；遴选351种孤本收入《中医古籍孤本大全》影印出版；开展了海外中医古籍目录调研和孤本回归工作，收集了11个国家和2个地区137个图书馆的240余种书目，基本摸清流失海外的中医古籍现状，确定国内失传的中医药古籍共有220种，复制出版海外所藏中医药古籍133种。2010年，国家财政部、国家中医药管理局设立"中医药古籍保护与利用能力建设项目"，资助整理400余种中医药古籍，并着眼于加强中医药古籍保护和研究机构建设，培养中医古籍整理研究的后备人才，全面提高中医药古籍保护与利用能力。

在此，国家中医药管理局成立了中医药古籍保护和利用专家组和项目办公室，专家组负责项目指导、咨询、质量把关，项目办公室负责实施过程的统筹协调。专家组成员对古籍整理研究具有丰富的经验，有的专家从事古籍整理研究长达70余年，深知中医药古籍整理研究的重要性、艰巨性与复杂性，履行职责认真务实。专家组从书目确定、版本选择、点校、注释等各方面，为项目实施提供了强有力的专业指导。老一辈专家的学术水平和智慧，是项目成功的重要保证。项目承担单位山东中医药大学、南京中医药大学、上海中医药大学、福建中医药大学、浙江省中医药研究院、陕西省中医药研究院、河南省中医药研究院、辽宁中医药大学、成都中医药大学及所在省市中医药管理部门精心组织，充分发挥区域间互补协作的优势，并得到承担项目出版工作的中国中医药出版社大力配合，全面推进中医药古籍保护与利用网络体系的构建和人才队伍建设，使一批有志于中医学术传承与古籍整理工作的人才凝聚在一起，研究队伍日益壮大，研究水平不断提高。

本着"抢救、保护、发掘、利用"的理念，该项目重点选择近60年未曾出版的重要古医籍，综合考虑所选古籍的保护价值、学术价值和实用价值。400余种中医药古籍涵盖了医经、基础理论、诊法、伤寒金匮、温病、本草、方书、内科、外科、女科、儿科、伤科、眼科、咽喉口齿、针灸推拿、养生、医案医话医论、医史、临证综合等门类，跨越唐、宋、金元、明以迄清末。全部古籍均按照项目办公室组织完成的行业标准《中医古籍整理规范》及《中医药古籍整理细则》进行整理校注，绝大多数中医药古籍是第一次校注出版，一批孤本、稿本、抄本更是首次整理面世。对一些重要学术问题的研究成果，则集中收录于各书的"校注说明"或"校注后记"中。

"既出书又出人"是本项目追求的目标。近年来，中医药古籍整理工作形势严峻，老一辈逐渐退出，新一代普遍存在整理研究古籍的经验不足、专业思想不坚定等问题，使中医古籍整理面临人才流失严重、青黄不接的局面。通过本项目实施，搭建平台，完善机制，培养队伍，提升能力，经过近5年的建设，锻炼了一批优秀人才，老中青三代齐聚一堂，有效地稳定了研究队伍，为中医药古籍整理工作的开展和中医文化与学术的传承提供必备的知识和人才储备。

本项目的实施与《中国古医籍整理丛书》的出版，对于加强中医药古籍文献研究队伍建设、建立古籍研究平台，提高古籍整理水平均具有积极的推动作用，对弘扬我国优秀传统文化，推进中医药继承创新，进一步发挥中医药服务民众的养生保健与防病治病作用将产生深远影响。

第九届、第十届全国人大常委会副委员长许嘉璐先生，国家卫生计生委副主任、国家中医药管理局局长、中华中医药学会会长王国强先生，我国著名医史文献专家、中国中医科学院马继兴先生在百忙之中为丛书作序，我们深表敬意和感谢。

由于参与校注整理工作的人员较多，水平不一，诸多方面尚未臻完善，希望专家、读者不吝赐教。

国家中医药管理局中医药古籍保护与利用能力建设项目办公室
二〇一四年十二月

# 许 序

"中医"之名立，迄今不逾百年，所以冠以"中"字者，以别于"洋"与"西"也。慎思之，明辨之，斯名之出，无奈耳，或亦时人不甘泯没而特标其犹在之举也。

前此，祖传医术（今世方称为"学"）绵延数千载，救民无数；华夏屡遭时疫，皆仰之以度困厄。中华民族之未如印第安遭染殖民者所携疾病而族灭者，中医之功也。

医兴则国兴，国强则医强。百年运衰，岂但国土肢解，五千年文明亦不得全，非遭泯灭，即蒙冤扭曲。西方医学以其捷便速效，始则为传教之利器，继则以"科学"之冕畅行于中华。中医虽为内外所夹击，斥之为蒙昧，为伪医，然四亿同胞衣食不保，得获西医之益者甚寡，中医犹为人民之所赖。虽然，中国医学日益陵替，乃不可免，势使之然也。呜呼！覆巢之下安有完卵？

嗣后，国家新生，中医旋即得以重振，与西医并举，探寻结合之路。今也，中华诸多文化，自民俗、礼仪、工艺、戏曲、历史、文学，以至伦理、信仰，皆渐复起，中国医学之兴乃属必然。

迄今中医犹为国家医疗系统之辅，城市尤甚。何哉？盖一则西医赖声、光、电技术而于20世纪发展极速，中医则难见其进。二则国人惊羡西医之"立竿见影"，遂以为其事事胜于中医。然西医已自觉将入绝境：其若干医法正负效应相若，甚或负远逾于正；研究医理者，渐知人乃一整体，心、身非如中世纪所认定为二对立物，且人体亦非宇宙之中心，仅为其一小单位，与宇宙万象万物息息相关。认识至此，其已向中国医学之理念"靠拢"矣，虽彼未必知中国医学何如也。唯其不知中国医理何如，纯由其实践而有所悟，益以证中国之认识人体不为伪，亦不为玄虚。然国人知此趋向者，几人？

国医欲再现宋明清高峰，成国中主流医学，则一须继承，一须创新。继承则必深研原典，激清汰浊，复吸纳西医及我藏、蒙、维、回、苗、彝诸民族医术之精华；创新之道，在于今之科技，既用其器，亦参照其道，反思己之医理，审问之，笃行之，深化之，普及之，于普及中认知人体及环境古今之异，以建成当代国医理论。欲达于斯境，或需百年欤？予恐西医既已醒悟，若加力吸收中医精粹，促中医西医深度结合，形成21世纪之新医学，届时"制高点"将在何方？国人于此转折之机，能不忧虑而奋力乎？

予所谓深研之原典，非指一二习见之书、千古权威之作；就医界整体言之，所传所承自应为医籍之全部。盖后世名医所著，乃其秉诸前人所述，总结终生行医用药经验所得，自当已成今世、后世之要籍。

盛世修典，信然。盖典籍得修，方可言传言承。虽前此50余载已启医籍整理、出版之役，惜旋即中辍。阅20载再兴整理、出版之潮，世所罕见之要籍千余部陆续问世，洋洋大观。

今复有"中医药古籍保护与利用能力建设"之工程，集九省市专家，历经五载，董理出版自唐迄清医籍，都400余种，凡中医之基础医理、伤寒、温病及各科诊治、医案医话、推拿本草，俱涵盖之。

噫！璐既知此，能不胜其悦乎？汇集刻印医籍，自古有之，然孰与今世之盛且精也！自今而后，中国医家及患者，得览斯典，当于前人益敬而畏之矣。中华民族之屡经灾难而益蓄，乃至未来之永续，端赖之也，自今以往岂可不后出转精乎？典籍既蜂出矣，余则有望于来者。

谨序。

第九届、十届全国人大常委会副委员长

许嘉璐

二〇一四年冬

# 王 序

　　中医学是中华民族在长期生产生活实践中，在与疾病作斗争中逐步形成并不断丰富发展的医学科学，是中国古代科学的瑰宝，为中华民族的繁衍昌盛作出了巨大贡献，对世界文明进步产生了积极影响。时至今日，中医学作为我国医学的特色和重要医药卫生资源，与西医学相互补充、相互促进、协调发展，共同担负着维护和促进人民健康的任务，已成为我国医药卫生事业的重要特征和显著优势。

　　中医药古籍在存世的中华古籍中占有相当重要的比重，不仅是中医学术传承数千年最为重要的知识载体，也是中医为中华民族繁衍昌盛发挥重要作用的历史见证。中医药典籍不仅承载着中医的学术经验，而且蕴含着中华民族优秀的思想文化，凝聚着中华民族的聪明智慧，是祖先留给我们的宝贵物质财富和精神财富。加强对中医药古籍的保护与利用，既是中医学发展的需要，也是传承中华文化的迫切要求，更是历史赋予我们的责任。

　　2010 年，国家中医药管理局启动了中医药古籍保护与利用能力建设项目。这既是传承中医药的重要工程，也是弘扬优秀民族文化的重要举措，不仅能够全面推进中医药的有效继承和创新发展，为维护人民健康做出贡献，也能够彰显中华民族的璀璨文化，为实现中华民族伟大复兴的中国梦作出贡献。

相信这项工作一定能造福当今，嘉惠后世，福泽绵长。

国家卫生与计划生育委员会副主任

国家中医药管理局局长

中华中医药学会会长

王国强

二〇一四年十二月

王序

二

# 马 序

　　新中国成立以来，党和国家高度重视中医药事业发展，重视古籍的保护、整理和研究工作。自1958年始，国务院先后成立了三届古籍整理出版规划小组，分别由齐燕铭、李一氓、匡亚明担任组长，主持制订了《整理和出版古籍十年规划(1962—1972)》《古籍整理出版规划（1982—1990)》《中国古籍整理出版十年规划和"八五"计划（1991—2000)》等，而第三次规划中医药古籍整理即纳入其中。1982年9月，卫生部下发《1982—1990年中医古籍整理出版规划》，1983年1月，中医古籍整理出版办公室正式成立，保证了中医古籍整理出版规划的实施。2002年2月，《国家古籍整理出版"十五"（2001—2005）重点规划》经新闻出版署和全国古籍整理出版规划领导小组批准，颁布实施。其后，又陆续制定了国家古籍整理出版"十一五"和"十二五"重点规划。国家财政多次立项支持中国中医科学院开展针对性中医药古籍抢救保护工作，文化部在中国中医科学院图书馆专门设立全国唯一的行业古籍保护中心，国家先后投入中医药古籍保护专项经费超过3000万元，影印抢救濒危珍、善、孤本中医古籍1640余种，开展了海外中医古籍目录调研和孤本回归工作。2010年，国家财政部、国家中医药管理局安排国家公共卫生专项资金，设立了"中医药古籍保护与利用能力建设项目"，这是继1982～1986年第一批、第二批重要中医药古籍整理之后的又一次大规模古籍整理工程，重点整理新中国成立后未曾出版的重要古籍，目标是形成并普及规范的通行本、传世本。

为保证项目的顺利实施，项目组特别成立了专家组，承担咨询和技术指导，以及古籍出版之前的审定工作。专家组中的许多成员虽逾古稀之年，但老骥伏枥，孜孜不倦，不仅对项目进行宏观指导和质量把关，更重要的是通过古籍整理，以老带新，言传身教，培养一批中医药古籍整理研究的后备人才，促进了中医药古籍保护和研究机构建设，全面提升了我国中医药古籍保护与利用能力。

作为项目组顾问之一，我深感中医药古籍保护、抢救与整理工作的重要性和紧迫性，也深知传承中医药古籍整理经验任重而道远。令人欣慰的是，在项目实施过程中，我看到了老中青三代的紧密衔接，看到了大家的坚持和努力，看到了年轻一代的成长。相信中医药古籍整理工作的将来会越来越好，中医药学的发展会越来越好。

欣喜之余，以是为序。

中国中医科学院研究员

马继兴

二〇一四年十二月

# 校注说明

曹禾（？—1861），清代道光、咸丰年间医家。字畸庵，又字青岩。原籍安徽含山（今安徽马鞍山），后徙居江苏武进（今江苏常州）。他一生耿直，淡欲寡交。好读书，喜藏书论学，广搜博览，博学多闻。治病有奇验，善治外科疮疡、儿科痘疹等。所著有《疡医雅言》十三卷、《痘疹索隐》一卷、《医学读书志》二卷、《医学读书附志》一卷，合刊为《双梧书屋医书四种》，于咸丰二年（1852）刊刻出版。

《医学读书志》现存版本有：清咸丰二年（1852）双梧书屋刻本（含《附志》）、清光绪九年（1883）章同寿抄本、钱镜人抄本、无名氏抄本。三种抄本均系抄自双梧书屋刻本，无《附志》。据1981年中医古籍出版社铅印本"出版说明"，本书尚存皖歙程氏藏本，未见。

本次《医学读书志》的校勘以清咸丰二年（1852）双梧书屋刻本为底本，以清光绪九年（1883）章同寿抄本为主校本，其余抄本为参校本；《医学读书附志》以清咸丰二年（1852）双梧书屋刻本为底本。

校注原则如下：

1. 原底本为繁体字，今改为简化字。

2. 底本中的异体字、俗字等统一以规范字律齐，不出注，如"黀"径改为"蹶"等。

3. 底本中的通假字不改，如"辨"通"辩"、"张"通"胀"等，不常见者出注。

4. 底本使用了大量避讳字，如"弘"避为"宏"、"玄"

避为"元"、"敬"避为"恭",无碍于文义者,故仍依其旧;影响文义者,出注说明。底本中使用缺笔避讳者,如"眩"字缺末笔,"胤"字缺首笔等,径改,不出注。

5. 底本中明显的笔划错误,属"日""曰","己""巳","杨""扬","母""毋","刺""剌"混淆不分者,依文义径改,不出注。

6. 底本中"右"字凡代表上文者,均径改为"上"。

7. 底本涉及具体史实,记述有明显错误者,原文不改,出注说明。

8.《医学读书志》底本上卷正文之前有"参校姓氏:周腾虎弢甫、同里赵禄保醇甫、周汝济润之参订;门人上海潘泰堃薰庭、阳湖邹梦龙德施、歙县方建德子良,男荀伯卿、夔仲乐校字"字样,今删。

9. 原书部分段落较长,不利于阅读,今依其内容适当分段。

10.《医学读书志》《医学读书附志》底本无目录,今据正文标题整理。

11. 底本《医学读书志》卷首有他序四篇,《医学读书附志》卷末有跋一篇,依文义似为《双梧书屋医书四部》所作,今照录予相应位置,以利于研读。

# 总目录

医考染志因

# 序

　　古医以拯危为务，故尚学术；今医以抟利为务，学术不讲久矣。惟曰：医者意也。夫医者意也，在人思虑，出《唐书·许胤宗传》。胤宗，陈隋名医，治疗若神。人求其著作，因以此语发端，而述别脉、识病、用药之难，不敢著书，非令人不尚学术也。医为先王之一政，周设医师，校医学术之良劣，民无夭札。医经、经方、本草，实当时学术之源，至汉尤为尊重，故仓公之对孝文，莫不井然合度。仲圣具天纵之才，恐去古日远，学术渐歧，乃博采诸家，束繁归简，成《伤寒卒病论》，为万世医方之祖。运移汉祚，几亡兵燹，赖晋高平王氏辑残缮整，一火传薪。迨至宋、齐，歧分遂众。治医经者，晋有皇甫谧，隋有全元起、巢元方，唐有王冰。治经方者，魏有华佗、吴普，晋有葛洪，宋、齐有徐氏四杰①，唐有孙思邈、甄立言、王焘。治本草者，魏有李铠之②，齐有徐之才，梁有陶宏景，隋有甄权，唐有苏敬、孟诜、陈藏器。宋祖御宇，高继冲编上③《伤寒论》，始别成一家，与医经、经方、本草三家并传。于是治经方者有陈言、许叔微、严用和、陈自明，治本草者有大明④、唐慎微、寇宗奭，治伤寒者有朱肱、庞安时、郭雍。嗣后刘完素、张元素崛起于金，撰医方以配医经，实悖医经本旨。而张

---

　　① 徐氏四杰：据本书收录的医家，当指徐叔向、徐文伯、徐嗣伯、徐之才。

　　② 李铠之：又作"李当之"。

　　③ 上：进献。

　　④ 大明：号曰华子，唐代本草学家。

从正、李杲、罗天益、王好古、罗知悌、朱震亨、徐彦纯、王履、戴原礼等，南北分宗，递相授受，遂成门户结习。幸成无己当刘、张时，独注《伤寒》；赵以德受丹溪业，反注《金匮》。滑寿、倪维德淑艾①四子，一注《难经》，一参《龙树》②。吕复博考群经古方，齐德之崇尚《病源》《千金》。皆当时之砥柱也。前明薛己、张介宾、缪希雍、孙一奎、王肯堂、李时珍等，沿金元结习，夸多斗靡，各争门户，以矜独解。然卢复、刘若金，穷物理以治本草，方有执、喻昌，研章句以治伤寒，皆守学术之正。因瑕瑜并存，更绎我朝治医经、经方、伤寒、本草者十六家，各加论断，成《医学读书志》九十九篇。自今伊始，读其书知其人矣，然妄议前修，按图索骥，其咎肇于此乎？

咸丰元年春仲武进曹禾

---

① 淑艾：淑艾，拾取，引申为得益。语出《孟子·尽心上》："君子之所以教者五：有如时雨化之者，有成德者，有达财者，有答问者，有私淑艾者。"

② 龙树：指眼科专著《龙树眼论》，约隋唐间人托名"龙树菩萨"撰。元末明初名医倪维德所著《原机启微》，是一部重要的中医眼科专著，或参《龙树眼论》撰就。

# 序 一

《疡医雅言》十三卷、《豆①疹索隐》一卷、《医学读书志》二卷、《附志》一卷，同里曹君畸庵所著也。饮桑君之上池，擅巫咸之鸿术，抉紫书②之奥旨，阐金匮之微言。驾轶古今，洞彻涠系，动必由矩，察不遗纤，识跻十全，肱几九折，医事之美焕乎备矣。顾予弱体，赖君而康，驰驱黔蜀，黾勉在公③，莫不结想④越人，流思卢氏。今者欣读琼编，若亲兰讯⑤。无如医风日靡，理不素习，但慕趋羶⑥，祇供喔嚬⑦，而气味制化，阴阳顺逆，思无所出。能绎君之书，通君之义，自不听荧⑧于瞽说，志淆于谬俗。得以淹通载籍，详慎源流，其于治也，庶有瘳欤！

咸丰二年春正月同里吕佺孙

---

① 豆：同"痘"。
② 紫书：指道经。
③ 黾（mǐn 敏）勉在公：公务勤勉。黾勉，勉力，努力。
④ 结想：反复思念。
⑤ 兰讯：对他人书信的美称。典出《南史·谢弘微传》引谢混《诫族子诗》："通远怀清悟，采采标兰讯。"
⑥ 趋羶：出自成语"群蚁趋羶"，喻人趋其所好。
⑦ 喔嚬（wàjué 袜决）：谈笑。
⑧ 听荧：惶惑。

# 序　二

古来砥节砺行之士，不遇于世，则晦迹林泉，混于技道。而磊落之气往往发为文章，成一家之言，若汉之涪翁、晋之郭公①者。曹君其流亚②欤？余少宦京师，去岁始自浙藩乞归侍养，与君未通寸札之问，无半面之识。今春，家君以一编示曰：此医书四种，同里曹君畸庵所著也。畸庵好读书，工吟咏，澹欲寡交，非治病，足迹未尝至乡里，故声称不及于遐远。虑后世之淹没也，盍序而传诸？家君虽乐道人之美，而与美不滥，从未以虚美美人。曹君信乎美矣！余素不知医，而医书之载于史志者，班班可考。君能溯其源本，别其流派，使数千年授受之学洞如观火。复探《枢》《素》之隐，赜晰《豆》《疡》之韬，闶去繁归约，触类引伸，而不漏不疏，粲然明备。盖其存心济物，不获展施，特寄寓于兹耳。独怪夫世之业斯业者，莫不急速化之功利，失古人仁恕博爱之德，宣畅曲解之智。是书出，苟能循焉持焉，不望而怖焉，自觉而觉人焉，则汉唐之坠绪，从此振兴。君之书，何惧其淹没之有？又何藉区区一序之有？

咸丰二年初夏同里汪本铨

---

① 郭公：郭璞（276—324），字景纯，河东闻喜县人（今山西省闻喜县），西晋建平太守郭瑗之子。东晋著名学者。

② 流亚：同类。

# 序　三

　　畸庵先生著书卒业，受祺过而览焉。曰：子之论医也，简
帙存亡，征诸史志，是矣。方术浩博，惟崇汉唐，何也？曰：
学贵纯一也。曰：执古以御今，毋乃泥乎？曰：周之医政，期
于十全。刘氏《七略》，分为四技。专家授受，一脉贯穿，源流
不紊。后世典帙散逸，求其说而不得，从而为之辞。迨乎晚①
近，言人人殊，不衷于古，将焉适从？曰：医经、经方依托炎
黄，言固正而书实诬也。曰：班氏不云乎？医经者，原本以起
病；经方者，量病以致剂。准而得宜，则转剧为愈；拙而失理，
则增疾损生。虽非炎黄之书，实禀炎黄之教，故誉无所显，毁
无所晦，世愈远而道愈尊也。曰：《局方》《圣济》皆非古方，
刘、张、李、朱皆非古法，元明以来推为大家，奉为程式，何
也？曰：生民之阨也。《局方》《圣济》，虽乱古而不蔑古；金
元四家，伪为述古，而实蔑古。于是举世皆曰：古法古方，不
可治今病矣。子不闻公孙悼②乎？公孙悼倍偏枯之药，以起死
人，其药不灵。非药不灵也，不解人理，不解物性也。祺向守
闽郡，得长乐陈修园书，以为极医之能事。聆先生之论，始知
医者当肃守矩度，虚衷穷赜③，不可骋私臆，以衡量古今也。
入觐期迫，不暇属文，即识先生所言，以为之序。

咸丰壬子春孟同里庄受祺

---

　　①　晚：通"晚"。《史记·货殖列传》："晚近世涂民耳目，则几无行
矣。"司马贞索隐："晚音晚，古字通用。"
　　②　公孙悼：《吕氏春秋》："鲁人有公孙悼者，谓人曰：吾能起死人，吾
故能治偏枯，今吾倍所以治偏枯之药，则能起死人矣。"
　　③　穷赜：谓穷究深奥的道理。

# 序 四

　　黄氏元御曰：医书自唐以后无通者。盖黄帝、岐伯、越人、仲景四圣既往，惟巢氏《病源》、孙氏《千金》、王氏《外台》为能窥见堂奥。后此作者，得固有之，不胜其失也；是固有之，不胜其非也。先生是书，征引错综，悉宗唐以上，卓识概可见矣。若夫考核典确，选择精良，读者当自知之，固无俟向之赘言也。

　　　　　　　　　　　　咸丰元年冬十一月同里赵曾向

# 目 录

# 卷　上

简籍者，所以稽古哲之谋猷，验时髦之学术，历代秘府，皆搜储至富。宋元革命，载罹兵燹。明成祖广集遗书，编成《永乐大典》二万二千九百卷，繁重不能刊布，嘉靖中仅加缮写。我高宗纯皇帝敕缮《四库全书》，颁贮江浙四阁①，许士民注册借钞。复命撰全书提要，举书之大凡，人之行履，更节为简明目录，宣示臣民，俾得周知学术，乐育人材，亘古未有。禾生逢盛世，畅读秘书。而在医言医，不敢纵越。谨以史志所载，耳目所及之书，志其次第，曰：汉方技三十六家，八百六十八卷。梁医方一百三十二部，一千二百一卷。隋医方一百五十六部，四千五百一十三卷。唐明堂经脉三十四家，四十部，二百四十一卷；医术二百五十七家，一百九十二部，四千四百五十四卷。宋医书五百八部，三千三百一卷。金医书三十六部，未载卷一部，一百四十三卷。元医书一百三十六部，未载卷三十八部，七百七十七卷。明医书九十八部，未载卷一十九部，一千二百六十二卷。国朝医书一百九十六部，二千五百一十九卷。合共一千三百九十四部，一万九千一百三十六卷。

今引伏羲氏一部二十卷。神农氏八部四十三卷，注一家四卷。轩辕氏二十九部二百三十七卷，注一家一百九卷。唐三朝五部三十八卷，附梁隋七部二千九百二十八卷。宋五朝七部一百六十六卷，补二部二百九卷。国朝纯庙②一部九十卷。

---

①　颁贮江浙四阁：《四库全书》前后共抄录七套，分贮文渊阁、文溯阁、文源阁、文津阁、文汇阁、文澜阁、文宗阁七阁，其中江浙地区共三阁，并非四阁。

②　纯庙：指清高宗纯皇帝，即乾隆帝。

岐伯四部十三卷。雷公二部七卷。扁鹊俞拊一部二十三卷。桐君一部三卷。秦越人九部四十七卷，注三家八卷，附吕博望一部三卷，吕广一部三卷，杨元操一部一卷。亡名氏十二部三百六十四卷。淳于意二部二卷。先师张子十三部七十二卷，附卫汛三部，未载卷二部，三卷。

华佗四部八卷。吴普二部十六卷。李铛之四部十一卷。王叔和七部五十卷，附王洙、葛洪二部十三卷。皇甫谧二部十三卷，附范汪一部一百七十卷。徐叔向十一部一百六卷。徐文伯五部七卷。徐嗣伯三部九卷。徐之才五部二十一卷。陶宏景七部四十五卷。姚僧垣二部十五卷。

巢元方一部五十卷。全元起一部八卷。甄权三部五卷。甄立言二部五十七卷。孙思邈八部一百七十七卷。苏敬四部五十七卷。孟诜三部十六卷。王焘二部五十卷。陈藏器一部十卷。王冰四部六十七卷。

大明一部二十卷。王惟德一部七卷。唐慎微一部三十卷。孙兆一部十二卷，附高保衡二部五卷。韩祗和一部二卷。庞安时四部十六卷。钱乙二部十三卷。朱肱二部二十三卷。成无己三部十四卷。陈师文、裴宗元二部十三卷。郭雍一部二十卷。许叔微一部十二卷。寇宗奭一部二十卷。陈言二部二十六卷，附严用和一部十卷。陈自明一部二十四卷。张杲一部十卷。杨士瀛二部三十三卷。

刘完素十四部四十一卷，附常德一部一卷，镏洪一部一卷。张元素四部八卷，附子璧二部三卷。张从正五部二十二卷。李杲八部，未载卷一部，二十五卷。罗天益三部四十四卷。王好古六部二十三卷。朱震亨十五部三十三卷，附罗知悌一部一卷。赵以德一部二十二卷。王履三部一百二十一卷，附徐春甫一部一百卷。危亦林一部二十卷。吕复十一部皆未载卷。滑寿十部十六卷。倪维德二部五卷。齐德之一部二卷，葛乾孙三部二十三卷，附父应雷一部十二卷。马宗素一部一卷。

戴原礼六部，未载卷二部，二十一卷。徐用诚二部五十四卷。盛寅一部未载卷。陶华四部二十四卷。王纶二部皆未载卷。虞抟二部十六卷。薛己八部十六卷，附父铠一部二十卷。李汤卿一部二卷，附朱㧑一部二卷。王肯堂四部三百二十八卷。李时珍三部五十四卷。孙一奎五部三十八卷。张介宾二部九十六卷。缪希雍四部四十六卷。卢之颐五部，无卷二部，十五卷，附父复四部不著卷。吴有性一部三卷。刘若金一部三十二卷。方有执三部十一卷。周子干八部三十卷，附胡住思一部一卷，查了吾一部一卷。李中梓四部二十二卷，附尤乘一部二卷。

张志聪六部三十二卷。喻昌三部十三卷，附徐彬一部二十四卷，沈明宗二部三十四卷。张璐五部五十五卷，附子登一部一卷，倬一部一卷。叶桂八部五十三卷。戴天章一部四卷。徐大椿六部十七卷。程林二部，未载卷一部，二十六卷。魏荔彤四部六十二卷。程应旄三部二十一卷。尤怡五部二十三卷。柯琴三部八卷。黄元御十一部九十八卷。陈士铎四部四十一卷。沈金鳌一部七十二卷。陈念祖四部四十六卷，附姚球一部四卷。邹澍六部三十九卷。

计三坟暨列朝敕撰之书七十一部三千八百四十四卷，历代名医四百一十六部三千八百七十三卷。

论曰：弊根于法，法立则弊生，法行则弊裕。法犹水也，弊犹土也。水本清，土抇①之则浑；法本平，弊挠之则陂。持

---

① 抇（gǔ古）：搅乱。

法绳弊，适足固弊；因弊缮法，尚可存法。晋唐经方家，法也，南阳书实法中之法；金元诸大家，弊也，薛己辈尤弊中之弊。南阳述而不作，故其方旨精严，学者折矩旋规，恒虞差失。刘、朱作而不述，故其论议媮簿①，学者蒙睛盲视，亦洞隐微。无如俗好新奇，人趋简易，循弊者众，励法者寡，相沿日久，遂成结习。苟有讨究渊源，品骘②曲直者，必群诽胶泥昏狂，是医之刘、朱，即儒之杨、墨。刘、朱之言不距③，南阳之道不彰。距之之法，衍其支派，胪其载籍，与道脉并传，俾治方技者，悉读全书而求其意趣，则淄渑自别，或可免以冰致蝇，以狸致鼠④之诮⑤也夫。

## 太昊伏羲氏

《汉书·艺文志》：《杂子道》二十篇。

## 炎帝神农氏

《汉书·艺文志》：《食禁》七卷，《杂子技道》二十三卷。

梁《七录》：《本草》五卷，《本草属物》二卷，《明堂图》一卷。

《隋书·经籍志》：《本草》八卷，《本草经》三卷。

《唐书·艺文志》：《本草》三卷。

---

①　媮簿：疑为"媮薄"之误。媮薄：轻薄，不朴实。

②　品骘（zhì 志）：论定高低。

③　距：通"拒"。拒绝；排斥。《荀子·法行》："君子正身以俟，欲来者不距，欲去者不止。"

④　以冰致蝇，以狸致鼠：比喻事情必难实现。出自《吕氏春秋·功名》："以狸致鼠，以冰致蝇，虽工不能。"

⑤　诮（qiào 窍）：嘲讽。

《宋史·艺文志》：《食忌》一卷，《五藏论》一卷。

## 黄帝轩辕氏

《汉书·艺文志》：《内经》十八卷，《外经》三十九卷，《养阳方》二十卷，《杂子步引》十二卷，《杂子芝菌》十八卷，《杂子十九家方》二十一卷。

梁《七录》：《众难经》吕博望注一卷，《素问》八卷，《甲乙经》十二卷，《针灸经》十二卷，《明堂流注》六卷。

《隋书·经籍志》：《素问》全元起注九卷，《甲乙经》十卷，音一卷，《八十一难经》二卷，《针经》九卷，《流注脉经》一卷，《养胎经》一卷，《素问女胎》一卷，《疗妇人产后杂方》三卷，《明堂偃侧人图》十二卷，《针灸虾蟆忌》一卷，《十二经脉明堂五藏人图》一卷。

《唐书·艺文志》：《素问》全元起注八卷，《甲乙经》十二卷，《针经》十卷，《流注脉经》一卷，《十二经脉明堂偃侧人图》曹氏注十二卷，《十二经脉明堂五藏图》一卷，《针灸经》十二卷，《杂注针经》一卷，《明堂》三卷，《内经明堂》十三卷，《九灵经》灵宝注十二卷，《三部针经》皇甫谧集十三卷，《素问》王冰注二十四卷，释文一卷，《明堂经》杨元孙①注三卷，《内经明堂类成》杨上善注十三卷，《内经太素》杨上善注三十卷。

《宋史·艺文志》：《素问》全元起注八卷，《八十一难经》宋庭臣注释一卷，《针经》九卷，《九灵内经》五卷，《脉经》一卷，《内经素问》王冰注二十四卷，《三部针灸经》十二卷，

---

① 杨元孙：《新唐书·艺文志》作"杨玄"。《旧唐书·经籍志》作"杨玄孙"。"元"为清人避讳而改。

《灵枢经》九卷，《太素经》三卷，以上四部林亿等校正，《灸经明堂》三卷，《五藏论》一卷，《问岐伯灸经》一卷，《问答疾状》一卷。

国朝《四库》：《素问》王冰注二十四卷，《灵枢经》十二卷，《甲乙经》八卷。

上三坟书六十五种，除复一十九种，凡四十六种。《汉志》七种，《梁录》亡，《隋志》逸《本草属物》等五种，增《八十一难经》等九种。《唐志》亡《养胎经》等四种，复出《针灸经》一种，增《明堂》及《九灵经》等注家十种。《宋》① 去《甲乙经》之复，亡《针经》等十种，增《灵枢经》等八种。今时传本，惟王冰注《素问》二十四卷，皇甫谧《三部针经》十二卷，《灵枢经》十二卷，《八十一难经》二卷，凡四种五十卷。夫辨药性者必托神农，疗疾疢者必依黄帝。刘向指《内经》为诸韩公子所著。《汉书·匡衡传》：奏罢本草待诏七十余人。《楼护传》：少诵医经、本草数十万言。平帝元始五年，诏举天下通知本草者，乘传诣京师。则医经、本草汉时已专门传习。虽非一时之言，一人之述，要皆医书之祖也。

## 唐高宗

《唐书·艺文志》：《本草药图》二十卷，《图经》七卷。

## 元　宗

《唐书·艺文志》：《开元广济方》五卷。

《宋史·艺文志》：《天宝神验药方》一卷。

---

① 宋：此指《宋史·艺文志》。

# 德　宗

《唐书·艺文志》：《贞元集要广利方》五卷。

《宋史·艺文志》：《贞元集要广利方》五卷。

上书五种，唐三朝御撰。高宗显庆四年，诏英国公李勣，太尉长孙无忌，兼侍中辛茂将，太子宾客宏文馆学士许敬宗，礼部郎中兼太子洗马宏文馆大学士孔志约，尚药奉御许孝崇、胡于家①、蒋季璋，尚药局直长蔺复珪、许宏直，侍御医巢孝俭，太子药藏监蒋季瑜、吴嗣宗，丞蒋义方，太医令蒋季琬、许宏，丞②蒋茂昌，太常丞吕才、贾文通，太史令李淳风，潞王府参军吴师哲，礼部主事颜仁楚，右监门府长史苏敬等，参考《本经》《别录》，分门部类，增为一百一十四种，广为二十卷。又别撰《图经》七卷。宋谓之《唐本草》。《唐志》又有孔志约《本草音义》二十卷，苏敬《新修本草》二十卷，目一卷，《本草图》二十六卷，《本草音》三卷，《本草图经》七卷，今皆不传。元宗《开元广济方》，尚见于《外台秘要》。《天宝药方》《天宝单方药图》，仅于《宋志》及苏颂《本草图经》序中载其名目。德宗《贞元广利方》则绝无引用之者。《隋》《唐志》，梁武、隋炀皆有医书。《隋志》：《梁武所服杂药方》一卷，《大略丸方》五卷，《灵素杂方》二卷，隋炀《四海类聚方》二千六百卷，《四海类聚单方》三百卷。《唐志》：《梁武座右方》十卷，《如意方》十卷，隋炀《类聚方》卷仍其旧，单方仅存一十六卷。盖当时第储秘府，未播民间，兵革频仍，遂

---

① 胡于家：《新唐书·艺文志》作"胡子象"。

② 丞：原作"承"，据《新唐书·艺文志》改。

遭焚毁耳。

## 宋太祖

《宋史·艺文志》：《开宝详定本草》二十卷目一卷，《重定本草》二十卷目一卷。

## 太　宗

《宋史·艺文志》：《太平圣惠方》一百卷。

## 仁　宗

《宋史·艺文志》：《庆历普救方》一卷，《皇祐简要济众方》五卷。

## 神　宗

《宋史·艺文志》：《太医西局济世方》八卷。

## 徽　宗

《宋史·艺文志》：《圣济经》十卷。

上书七种，宋五朝敕撰。

太祖开宝六年，诏尚药奉御刘翰，道士马志，翰林医官翟煦、张素、王从蕴、吴复圭、王光祐、陈明遇、安自良等，详校诸本草，参以陈藏器《拾遗》，刊正别名，增益品目，马志为之注解，复命左司员外郎知制诰扈蒙，翰林学士卢多逊校定，御制序文，镂版于国子监。七年，又以所释药类或有未允，仍命刘翰、马志等重加增损，复诏翰林学士李昉，知制诰王祐、扈蒙等详看。凡《神农》所说别以白字，《名医》所传别以墨字，仍为二十一卷。伪蜀孟昶，亦命其翰林学士韩保升，与诸医士取唐本《图经》合参，更加删补注释，自为制序，凡十卷，名《蜀本草》。

太宗太平兴国中，出潜邸时所储名方亲验者千余首，诏医局各上家传方书，命王怀德、王祐、郑彦、陈昭遇等校正编类，各篇之首，著其疾证，淳化初书成，御制序引。仁宗庆历八年，以福州奏狱医林士元药下蛊毒，人获生全，诏录其方，令国医类集附益，书成颁行。

皇祐三年，又以外无善医，不能救民疾疫，令医官使周应简《圣惠方》之要者，颁下诸道，敕长吏案方拯济。嘉祐二年八月，置医书局于编修院，诏光禄卿直秘阁林亿、太常少卿直集贤院掌禹锡、国子博士高保衡、殿中丞秘阁校理张洞、殿中丞秘阁校勘苏颂、殿中丞孙兆、尚书屯田郎中孙奇等，校正补王冰注《素问》二十四卷，《灵枢经》九卷，《难经》二卷，《甲乙经》十二卷，《脉经》十卷，《太素经》三卷，《伤寒论》十卷，《金匮要略》三卷，《金匮玉函经》八卷，巢氏《诸病源候论》五十卷，《千金要方》三十卷，《千金翼方》三十卷，《外台秘要方》四十卷，补注《开宝本草》三十一卷，凡一十四种。每一书毕即奏上，亿等皆为序。诏下国子监镂版颁行。

神宗元丰中，置提举判局，设方脉、针、疡三科。春间考试医士，第一场问《素》《难》《脉》三经大义五道；次场问《病源》《龙树》《千金翼方》中方脉、临证、运气各二道，针、疡二科则去《脉经》，而增《三部针灸经》，为小学大义三道，运气二道；三场假令治病法三道。中格①高等为尚药局医师。

---

① 中格：合格。

又诏天下高手医各以得效秘方进，下太医局试验，依方制药鬻之，仍模本传世。

徽宗政和间，御撰《圣济经》十篇，凡四十二章，以达道、正纪、孕元、立本、制字、命物名篇，祖述《内素》，旁援老氏，书成颁于两学①。辟雍②生吴褆为之解义。吴褆，陈振孙《书录解题》作梁武吴斌。《艺文志》有《黄维解义》十卷，今皆亡佚无征。但据吕复《群经古方考》论之说如此。

大观中，诏库部郎中陈师文等校正《和剂局方》，又出御府所藏禁方秘论，集海内名医纂集《圣济总录》，卷二百，方二万，御撰序引。汴京破后，随内府图籍北行，南宋未有此本，故《宋志》不载。元大德四年，集贤学士焦惠校序，称始成于政和，重刊于大定，今时所传为国朝乾隆五十三年震泽汪鸣珂校刻，其友程勋多方访觅，尚缺一百九十五、一百九十九、三③百三卷。前有江苏学政沈初、光禄卿王鸣盛序。论同《病源》，方同《千金》《外台》，惟改换面目，不注出处，致蔑经方之旧。

案：王应麟《玉海》：高宗绍兴十八年闰八月二十三日，改熟药所为太平惠民局，二十一年十二月十七日，以监本药方颁诸路。陈振孙《书录解题》：绍兴二十九年，诏医官王继先重校《嘉祐本草》，刻版于修内司，今皆不传。徽宗崇宁间，废提举判局春试，改隶国子监，分上舍、内舍、外舍。孝宗乾道中罢局，仅存医学科，更不置局。淳熙中，又稍变其制。光宗绍熙二年，复置局。《永乐大典》集绍熙程文，凡墨义九道，脉义六道，大

① 两学：指国学及太学的学子。
② 辟雍：北宋末年太学的预备学校，亦称"外学"。
③ 三：上文作"卷二百"，此处似应作"二"。

义三十七道，论方八道，假令十八道，运气九道。国朝《四库》编为九卷，称其学术通贯，辨析精微。可见宋代留意医学之盛。

## 皇朝纯庙

敕撰《医宗金鉴》九十卷。

乾隆四年十一月十七日，太医院使钱斗保，右院判王炳，御医吴谦奉上谕："尔等衙门该修医书，以正医学，钦此。"又谕："一应纂修事宜，着和亲王、大学士伯鄂尔泰总管。"五年二月十六日，和亲王具奏："《伤寒论》《金匮要略》《杂病论》有吴谦删订未完稿本，请将大内所有医书全行发出，以资考核，即可择吉开馆，不必行取各直省之书。"乾隆十四年告成。仅按订正《伤寒论注》十七卷，《金匮要略》八卷，《删补名医方论》八卷，《四诊要诀》一卷，《运气要诀》一卷，诸科《心法要诀》五十四卷，《正骨心法要旨》五卷。大意以有方、有论之书，始于仲圣，乃医学之正轨。名医随证消息，其精诣处必方论并存，始能测识。至脉学简括，无过《紫虚①》；运气幽微，不可竟废。而杂证之变无穷，正骨之法多秘，皆为绘图制诀，俾学者易诵易求，务归实用。不若宋代《圣济总录》《和剂局方》之博而寡要，偏而失中，诚万世遵行之盛典也。

## 岐伯氏

《汉书·艺文志》：《按摩》一卷。

《隋书·经籍志》：《岐伯经》十卷。

---

① 紫虚：此指《脉诀》。宋·崔嘉彦撰，又名《崔氏脉诀》《崔真人脉诀》《紫虚脉诀》。明·李言闻曾予补订，改名《四言举要》。李时珍辑入《濒湖脉学》。

《宋史·艺文志》：《针经》一卷，《论针灸要诀》一卷。

## 雷公氏

《隋书·经籍志》：《本草注》四卷。

《唐书·艺文志》：《集撰本草》四卷。

《宋史·艺文志》：《养性治身经》三卷。

## 扁鹊氏俞拊氏

《汉书·艺文志》：《泰始黄帝扁鹊俞拊方》二十三卷

## 桐君氏

《隋书·经籍志》：《采药录》三卷。

《唐书·艺文志》：《采药录》三卷。

上书十种，除复二种，凡八种，为上古名医撰，今亡。按《帝王世纪》，黄帝使岐伯著医方以疗民疾，是岐伯为医方传世之祖。陶隐居《本草经》序，上古文字未传，识识相因，至桐、雷始著简编，是桐君、雷公为《本草》传世之祖。秦越人以扁鹊自命，诋中庶子为荒诞之辞，侮之曰：上古俞跗治病，不用药石、针熨，见病之应，因五脏之输，乃割皮解肌，抉脉结筋，搦①髓脑，揲荒②爪幕③，湔浣④肠胃，漱涤五脏，练精易形。先生之方，毋乃类是。《汉志》"《扁鹊内外经》"或古扁鹊撰，

---

① 搦（nuò 诺）：按治。

② 揲（shé 舌）荒：持取膏肓。荒，通"肓"，膏肓。《史记·扁鹊仓公列传》："搦髓脑，揲荒爪幕。"司马贞索隐："荒，膏荒也。"

③ 爪幕：疏理横膈膜。爪，"抓"的古字。《史记·扁鹊仓公列传》："揲荒爪幕，湔浣肠胃，漱涤五脏，练精易形。"郭嵩焘注："幕同膜。"

④ 湔（jiān 兼）浣：清洗。

或秦越人撰，书亡无考，姑列于秦越人之下。

## 周秦氏越人

《汉书·艺文志》：《内经》九卷，《外经》十二卷。

《隋书·经籍志》：《黄帝八十一难经》二卷，《肘后方》三卷，《偃侧针灸图》三卷。

《唐书·艺文志》：《八十一难经》二卷。

《宋史·艺文志》：《黄帝八十一难经》二卷，《黄帝难经疏》十三卷，《脉经》一卷，《疗黄经》三卷，《针传》一卷。

上书十一种，去复二种，凡九种。周渤海郑人秦越人著。越人慕古扁鹊之学，因号扁鹊。受长桑君禁方，名闻天下。秦太医令李醯，愧技不如，使人刺杀之。其弟子子阳善针，子豹善熨。《唐志》始有秦越人《八十一难经》，吴太医令吕广注，则书自三国前出。梁《七录》之吕博望，或即吕广，《众难经》《八十一难经》，或即《唐志》之《难经》。今《难经》中有"经云"，而《素问》《灵枢》所无者，殆诸经之文欤？《宋志》有吕博望《金滕玉匮针经》三卷，吕广《金韬玉鉴经》三卷。陈振孙《书录解题》有吕广注、杨元操演《八十一难经》五卷，皆失传。

## 无名逸书

《汉书·艺文志》：《白氏内经》三十八卷，《外经》三十六卷，《旁篇》二十五卷，《五藏六府痹十二病方》三十卷，《五藏六府疝十六病方》四十卷，《五藏六府瘅十二病方》四十卷，《风寒热十六病方》二十六卷，《五藏伤中十一病方》三十一卷，《客疾五藏狂癫病方》十七卷，《金疮瘲疭方》三十卷，

《妇人婴儿方》十九卷，《汤药经法》三十二卷。

上书十二种，不著撰人名氏，先师未引，殆当时传习之书也。梁《七录》不载，岂汉献迁都，晋怀奔逸，亡于兵燹欤？思邈《千金方》以五藏六府分配诸病，意取法于此，或当时尚有遗书可据。特钞其目，俾见经方之旧。

## 汉淳于氏意

《汉书·列传》：《对孝文帝二十九条》。

《宋史·艺文志》：《决死生秘要》一卷。

上书二种，汉临甾淳于意撰。意为齐太仓长。文帝四年，中人坐以刑法，少女缇萦上书，愿没为官婢以赎父罪，帝悯而宥之，诏询医学，因条疏以对曰。高后八年，师同郡元里公乘阳庆，受《黄帝扁鹊脉书》《禁方》，年三十九，次陈治病原委并效验，具载《史记》。《决死生秘要》系宋人所集，今亦失传。其弟子冯信受审病逆顺、和剂五味汤药法。唐安受五诊、上下、奇咳、四时应阴阳法。高期受经脉高下、奇络俞气所居、针灸砭石法。杜信受上下经脉、五诊法。皆擅名汉世。

## 汉先师张子

梁《七录》：《辨伤寒》十卷，《疗伤寒身验方》一卷，《评病要方》一卷，《黄素药方》二十五卷。

《隋书·经籍志》：《药方》十五卷，《疗妇人方》二卷。

《唐书·艺文志》：《药方》十五卷，王叔和集；《伤寒卒病论》十卷，王叔和集。

《宋史·艺文志》：《脉经》一卷；《五脏荣卫论》一卷；《五脏论》一卷；《伤寒论》十卷；《口齿论》一卷；《金匮要略

方》三卷，王叔和集；《疗黄经》一卷。

上书十五种，去复二种，凡十三种。汉南阳张机，字仲景撰。师尝举孝廉，官长沙太守。《后汉书》《三国志》皆失载。《伤寒论》自序云：建安纪年，未及十稔，宗族死亡者三之二，乃勤求古训，博采众方，撰用《素问》《九卷》《八十一难经》《阴阳大论》《胎胪药录》、并平脉辨证，为《伤寒杂病论》，合一十六卷。晋王叔和编次。宋开宝中，节度使高继冲编进。嘉祐中，孙奇等校上《伤寒论》十卷，二十二篇，三百九十七法，一百一十三方。《金匮要略》三卷，二十五篇，二百六十二方。案：《梁录》伤寒、药方各二种，《隋志》药方二种，《唐志》伤寒、药方各一种，《宋志》二书之外，复有《脉经》等五种，皆亡。《千金方》食治序论，引仲景及河东卫汛述扁鹊曰二则，他书未载。宋李昉《太平御览》引仲景方序云：卫汛仲景弟子，撰《小儿颅囟方》三卷及《四逆三部厥经》《妇人胎藏经》。《宋志》及明《永乐大典》有《师巫颅囟经①》而无汛书。今从《函海》中摘出，仅存一卷，为绵州李调元校。首脉法，次病证，凡二十四条，惊痫疳痢方二十三首，火丹证十五方十四首，杂治方十五首。

## 魏华氏佗

梁《七录》：《内事》五卷。

《隋书·经籍志》：《观形察色并三部脉经》一卷，《枕中灸刺经》一卷。

《宋史·艺文志》：《药方》一卷。

上书四种，魏沛国谯人华佗撰。佗又名旉，字元化。游艺

① 师巫颅囟经：又名《颅囟经》，儿科著作。

徐土，年且百岁，犹有壮容。精于方药，治病奇诡，而性恶难合，耻以医名。武帝苦头风，佗针之即止。后求归取方，托妻病，召之不赴。帝怒其诈，收狱杀之，书皆不传。

## 魏吴氏普

梁《七录》：《本草》六卷。

《隋书·经籍志》：《华佗方》十卷。

《唐书·艺文志》：《本草因》六卷，《集华氏药方》十卷。

上书四种，去复二种，凡二种，魏广陵吴普撰。普，华氏弟子，准师处疗，多所全济。受虎、鹿、熊、猿、鸟五禽道引之戏，年九十余，耳目聪明，齿牙完固，其书至宋失传。佗又有弟子樊阿，善针，受漆叶青黏散，服之年百余岁。世传《中藏经》八卷，《隋》《唐》未录，《宋志》始见。且方中所用太平钱、山药，一为宋熙陵①初年号，一为避厚陵②偏讳③。邓处中究不知为何时人，其自序荒诞，与本传不合。然书中论脉察声色形证具有至理，王氏《脉经》征引极多，殆即吴氏所集之书。后人附入别方，幻改今名耳，特识于吴氏之下。

## 魏李氏铛之

梁《七录》：《药录》六卷，《本草经》一卷，《药方》一卷。

《唐书·艺文志》：李氏《本草》三卷。

上书四种，魏李铛之撰。《新唐志》作华氏弟子，不列爵

---

① 熙陵：指宋太宗赵炅。因其葬永熙陵，故称。

② 厚陵：指宋英宗赵曙。因其葬永厚陵，故称。

③ 偏讳：名字有两个字的，偏举其中的一个字，也要避讳，称"偏讳"。

里，书皆失传。

## 晋王氏叔和

梁《七录》：《论病》一卷。

《隋书·经籍志》：《脉经》十卷。

《唐书·艺文志》：《脉经》十卷，《仲景药方》十五卷，《伤寒卒病论》十卷。

《宋史·艺文志》：《脉经》十卷，《金匮要略方》三卷，《金匮玉函经》八卷，《脉诀机要》三卷。

民间行本：《脉经》十卷，《金匮玉函经》八卷。

上书十一种，去复四种，凡七种。西晋太医令高平王叔和撰。叔和，一代名医，去汉未远，故有深知灼见，能传仲景道脉。搜集古经名论，撰《脉经》九十七篇。仲景《伤寒》《金匮》之文十载八九，当成于三阴三阳篇之先。宋熙宁初校正后，镂板于广西漕司，长乐陈孔硕序。元泰定间，龙兴医学教授谢缙重刻，东阳柳道传序。道光癸卯，曤城黄鋐刊本，跋称得明万历三年晋安袁表本，卷末识童文举复校重梓者。又得赵府居敬堂本，元泰定四年宗濂书院本，与家藏钞本校刻，前有叔和自序，及熙宁元年林亿等进呈札子，附袁氏补注《金匮玉函经》，林亿校定二十九篇一百一十五方。首证治总例一十六条，次痉湿暍二十八条，辨脉四十五条，三阴三阳三百二十八条，厥利呕哕五十条，霍乱十条，阴阳易等八条，与《伤寒》次序不合；不可发汗等一十七篇三百四十七条，与《脉经》次序不合；且文义增损，语义不侔①，恐是宋人伪托。传本为国朝康

医学读书志 二九

---

① 不侔（móu 谋）：不等同。

熙丙申上海陈世杰校刻，首列宋英宗治平三年校上疏，次自序与何焯、陈汝楫序。案：仁宗朝，王洙于馆阁蠹简中，得《金匮玉函要略》三卷，上卷伤寒，中卷杂病，下卷药方并疗妇人。林亿以论伤寒者为《金匮玉函经》，论杂病疗妇人者为《金匮要略》。而论杂病之文出《脉经》八卷，疗妇人之法出《脉经》九卷。王洙，宋城人，举进士，累官翰林学士，泛览博记，无所不通，著《易传》十卷，杂文十余篇。子钦臣，赐进士及第，累官集贤院待制，知成德军，为文至多，藏书万卷，皆手自雠正。

## 晋葛氏洪

梁《七录》：《肘后方》二卷。

《隋书·经籍志》：《玉函煎方》五卷，《肘后方》六卷。

《唐书·艺文志》：《肘后救卒方》六卷。

《宋史·艺文志》：《肘后备急百一方》六卷。

国朝《四库》：《肘后备急方》八卷。

上书六种，去复四种，凡二种。晋句容葛洪撰。洪，字稚川，受业于从祖元①之弟子郑隐。元帝为丞相，辟②为掾③，以平贼功，爵关内侯，迁散骑常侍，领大著作④，因年老辞，乞为句漏令，入罗浮山炼丹，年八十一卒。《肘后方》，梁仅二卷，隋、唐、宋六卷，类皆后人增入。《金匮药方》十五卷，亡。

---

① 从祖元：即葛玄。从祖，即从祖父，祖父的亲兄弟。"元"为避讳字。

② 辟（bì 必）：征召；荐举。

③ 掾：原作"椽"，据《晋书·葛洪列传》改。

④ 大著作：官名，著作郎谓之大著作，专掌史任。

# 晋皇甫氏谧

《隋书·经籍志》:《依诸方撰》一卷。

《唐书·艺文志》:《黄帝三部针经》十二卷。

《宋史·艺文志》:《黄帝三部针经》十二卷。

国朝《四库》:《甲乙经》八卷。

上书四种,去复一种,凡三种。

晋魏郡皇甫谧撰。谧,字士安,自号元晏先生。郡召上计掾①,举孝廉。景元初,晋王为相国,辟皆不就。泰始受禅,著《释劝论》以通志,武帝敦辟不已,谧上疏辞疾,称草莽臣,患躯半不仁十九载,服寒食散违节,隆冬裸袒食冰者七年。又表借帝书,时人目为书淫,因病学医。

甘露中,撰集黄帝岐伯《针经》《素问》《明堂孔穴针灸治要》,使事类相从,删浮去复,成一十二卷,自为序。《梁录》作十二卷。《隋志》作《甲乙经》十卷,音一卷。《旧唐志》作《黄帝三部针经》十三卷,皇甫谧著。《新唐志》既有《甲乙经》十二卷,又有《三部针经》十三卷,当是复误。书凡一百二十八篇,句中夹注多引杨氏《太素》、孙氏《千金》、王冰《素问注》、王维德《铜人图》,皆宋林亿等校正所加。今时所传,系明新安吴勉学校刻。

《晋书》,谧幼名静,安定朝那人。汉太尉嵩②之曾孙,出后③叔父,徙居新安,年二十,游荡不好学。叔母任氏,流涕婉教,乃感激,就乡人席坦受书。居贫,恒力穑勤学,遂博综

---

① 上计掾(yuàn 院):古代佐理州郡上计事务的官吏。
② 汉太尉嵩:皇甫嵩。
③ 出后:出继,过继给他人为后代。

典籍，有高尚之志，以著述为务。太康三年卒，年六十八。遗命：服幅巾故衣，以蘧篨①裹尸，麻约二头，置尸床上，择不毛之地，穿圹深十尺，长一丈五尺，举床就圹，去床下尸。平生之物，皆无所随，惟斋《孝经》一卷。蘧篨之外，便以亲土，土与地平，还其故草，使生其上。不种树木，形骸与后土同体，魂爽②与元气合灵。亡有前后，不得移袝③。无张神座，无十五日朝夕上食礼，不墓祭，但月朔于家设席以祭，百日而止。临必昏明，不得以夜。撰《帝王世纪》《年历》《高士》《逸士》《列女》等传，《元晏春秋》，及诗、赋、谏、颂、论、难等。

门人挚虞、张轨、牛综、席纯，皆为晋名臣。子童灵、方回。方回少遵父操，永嘉初，屡征博士不起，避乱荆州，闭户闲居，尊贤爱物，人咸崇敬之。

刺史陶侃，每着素士④服望门辄下，礼敬甚厚。王敦遣从弟⑤廙代侃，迁侃广州，方回谏阻不从，敦果欲杀侃，赖周访获免。廙至荆州，大失物情，以方回为侃所敬，乃收斩以树威。荆土华夷莫不流涕。

晋名臣见于《外台秘要》者，有范汪、张湛。湛无传。汪字元平，雍州刺史晷之孙，少孤贫，六岁过江，依外家新野庾氏。荆州刺史王澄，见而奇之。年十三丧母，家贫好学。苏峻

---

① 蘧篨（qúchú 渠除）：用苇或竹编成的粗席。
② 魂爽：犹魂魄、精神。
③ 袝（fù 付）：合葬。
④ 素士：犹言布衣之士。亦指贫寒的读书人。
⑤ 从弟：堂弟。

之乱①，汪西遁，诣庾亮、温峤，陈讨贼状，始解褐②参护军事。贼平，赐爵都乡侯，为亮佐吏十余年，转鹰扬③将军，征拜中书侍郎，屡有建白④。桓温征蜀，委以荆州留府。蜀平，进爵武乡县侯。温请为长史、江州刺史，皆不就。自求为东阳太守，甚有惠政，迁除都督徐兖青冀杨州之晋陵诸军事假节⑤。桓温北伐，以失期免为庶人。汪屏居吴郡，从容讲肄，不言枉直。后至姑孰见温，温谓汪远来诣已，引身望袁宏曰：范公来可作太常。及见温，方谢意，汪曰：亡儿瘗⑥此，故来视之耳。温大失望。年六十五卒于家，赠散骑常侍，谥曰穆。撰《东阳方》⑦，《梁录》一百七十六卷；《隋志》一百五卷，目一卷；《唐志》一百七十卷，尹穆纂。

长子康，嗣早卒。次子宁，字武子，崇儒抑俗，为豫章太守。以江州刺史王凝之弹劾免官。子泰时为天门太守，弃官称诉，得赦免。

## 宋徐氏叔向

梁《七录》：《本草病源合药要钞》五卷，《杂疗方》二十二卷，《杂病方》六卷，《疗少小百病杂方》三十七卷，《谈道述徐蜕

① 苏峻之乱：又称苏峻祖约之乱，发生在东晋成帝年间的叛乱，爆发于咸和二年（327）。

② 解褐：谓脱去布衣，担任官职。

③ 鹰扬：古代武官名号。

④ 建白：谓对国事有所建议及陈述。

⑤ 假节：汉末与魏晋南北朝时，掌地方军政的官往往加使持节、持节或假节的称号。使持节得诛杀中级以下官吏，持节得杀无官职者，假节得杀犯军令者。

⑥ 瘗（yì益）：埋葬。

⑦ 东阳方：即《范东阳方》。亦名《范汪方》《范东阳杂药方》。

合著体疗杂病疾源》三卷，《谈道述徐蜕合著体疗杂病本草要钞》十卷，《解寒食散方》六卷，《解散消息节度》八卷。

《隋书·经籍志》：《针灸要钞》一卷。

《唐书·艺文志》：《针灸要钞》一卷，《体疗杂病方》六卷，《脚弱方》八卷，《解寒食散方》十五卷。

上书十三种，去复三种，凡十种。宋大将军参军东海徐叔向撰。叔向为晋濮阳太守熙之孙，射阳令秋夫之子。熙好黄老，隐于秦望山。得《扁鹊镜经》，遂以医名。秋夫益精其术，能针灸乌人，以疗鬼疾，生道度、叔向，皆工医。道度有脚疾，文帝令乘小舆入殿为诸王子疗疾，仕至兰陵太守。

## 宋徐氏文伯

梁《七录》：《辨伤寒论》一卷，《伤寒总要》二卷，《药方》二卷，《辨脚弱方》一卷。

《隋书·经籍志》：《疗妇人瘕方》一卷。

上书五种，宋鄱阳王常侍齐东莞太山兰陵三郡太守东海徐文伯撰。文伯字德秀，道度子。疗孝武路太后石水，除官①。又疗明帝官人发癥，及随废帝针落娠妇双胎，皆奇验。弟謇，字成伯，虏入后魏，以医官至光禄大夫，平北将军，正始元年卒。延昌初，赠安东将军、齐州刺史。谥曰靖。子践，字景升，袭爵位，建兴太守。

## 宋徐氏嗣伯

《隋书·经籍志》：《落年方》三卷，《药方》五卷。

---

① 除官：授官。

《唐书·艺文志》：《落年方》三卷，《药方》五卷，《杂病论》一卷。

上书五种，去复二种，凡三种。宋正员郎诸府佐东海徐嗣伯撰。嗣伯，字叔绍，叔向之子，有学行，不屈意于公卿。疗房伯玉伏热，及用死人枕治三疾，皆奇秘。

## 魏徐氏之才

《隋书·经籍志》：《徐王八世家传效验方》十卷，《徐氏家传秘方》二卷，《徐王方》五卷。

《唐书·艺文志》：《雷公药对》二卷，《徐王八代效验方》十卷，《徐氏脉经诀》三卷。

《宋史·艺文志》：《徐氏脉经》三卷，《徐王药对》二卷。

上书九种，去复四种，凡五种①。后魏丹阳徐之才撰。之才祖文伯，父雄，仕齐为员外散骑侍郎，医雄江左。豫章王综入魏，以医术荐之才。乾昌②二年，诏征至洛，礼遇甚优。武帝时，封安昌杲侯。天平中，齐神武征赴晋阳，常在内馆。武定四年，自散骑常侍转秘书监。文宣践祚③，除侍中，封池阳县伯。皇建二年，除西兖州刺史，未之官。天统四年，迁尚书左仆射兖州刺史，给铙吹④一部。武成病酒色过度，之才疗愈。每发必遣骑追召，投剂即已。后疾大渐，之才驰到，先一日已崩。后主武平元年，除左仆射迁尚书令，封西阳郡王，年八十

---

① 上书……五种：此处数字与上文不合。

② 乾昌：当作"孝昌"。徐之才约生活于492～572年，并无乾昌年号，其中526年为北魏孝昌二年。

③ 践祚：登基。

④ 铙（náo挠）吹：指演奏铙歌的军乐队。铙歌，军中乐歌。

卒，赠司徒公录尚书事，谥文明。长子林太尉司马，次子同卿太子庶子，皆无学术。弟之范，亦以医见知，位太常卿，袭王爵。入周为仪同大将军，隋开皇中卒。诸徐之书皆失传，惟《药对》采入《嘉祐本草补注》。

## 梁陶氏宏景

梁《七录》：《本草》十卷，《本草经集注》七卷，《补阙肘后百一方》九卷。

《隋书·经籍志》：《名医别录》三卷，《名医集验方》三卷，《服饵方》三卷。

《唐书·艺文志》：《名医别录》三卷，《集注神农本草》三卷，《效验方》十卷，《补肘后救卒方》六卷。

上书十种，去复三种，凡七种。梁华阳隐居陶宏景撰。宏景好神仙吐纳，撰《真诰》二十卷。武帝屡征不出，赐以鹿皮巾①，号贞白先生。国家每有大事，无不咨询，时号山中宰相。自序《神农本草》云：轩皇以前，文字未传，识识相因，至桐雷乃著编简，未预秦火，亡糜献怀。核今书郡县多系后汉，疑仲景、元化等所记，恐医家不能备见，因区轸物类，兼注时用，土地所出，仙经所需，以《神农》三品三百七十五②味为主，《名医》三百六十五味为副，并序录合为七卷。其法度周详，自唐以后累代校修，为本草家之祖。《肘后补阙》、《效验》、《服饵》诸方亡。宏景本秣陵人，齐高帝引为诸王侍读，永明中挂冠神武门，遁居句曲山，号其居曰华阳隐居。

---

① 鹿皮巾：鹿皮做的头巾。隐士所用。
② 三百七十五：当作"三百六十五"。

## 周姚氏僧垣

《隋书·经籍志》：《集验方》十二卷，《备急草要方》三卷。

《唐书·艺文志》：《集验方》十卷。

上书三种，去复一种，凡二种。周姚僧垣撰。僧垣，字法卫，梁吴兴武康人，仕梁为太医正。武帝太清元年，转湘东王府记室。简文帝即位，兼中书舍人。元帝平侯景，改晋安王府咨议，梁亡入周。武成元年，授小畿伯下大夫，魏于谨极敬礼之。武帝天和六年，迁遂伯中大夫。建德三年，授骠骑大将军、开府仪同三司，敕停朝谒，非别敕不劳入见。四年，帝东征至河阴，病口不能言，睑垂复目不能视，一足短缩不能行，僧垣以次处疗。比至华州，疾已全瘳。除华州刺史，仍诏随驾。宣政元年，表请致仕。宣帝立，封长寿县公。静帝嗣位，迁上开府仪同大将军。隋开皇初，进爵北绛郡公。三年卒，年八十五。遗诫衣帕①入棺，朝服勿敛，灵上唯置香奁②，每日止设清水。赠本官加荆、湖二州刺史。长子察，次子最，事具南北史。《集验方》惟见《外台秘要》。

## 隋巢氏元方

《唐书·艺文志》：《诸病源候论》五十卷。

《宋史·艺文志》：《诸病源候论》五十卷。

国朝《四库》：《诸病源候论》五十卷。

---

① 衣帕：便衣与便帽。
② 香奁（lián 连）：杂置香料的匣子。

　　上书一种，隋大业中太医博士巢元方等奉诏撰。元方籍里无考。书凡六十七门，一千七百二十论，但详病源，不载方药。惟附导引法，其言精密，洵汉代医经、经方之遗绪。宋朝旧制用以命题课①医，《太平圣惠方》以此论冠于每篇之首。今时传本系明汪济川、方鑛校，前有宋天圣五年学士宋绶序。案：《隋书·经籍志》有吴景贤《诸病源候论》五卷，目一卷；《旧唐志》作五十卷；《新唐志》吴景贤、巢元方《病源候论》各五十卷；《宋志》始专存巢氏而去吴氏。疑当时吴景贤、巢元方皆编撰官书者，唐时所存或系各人稿本，宋时察其雷同，故去吴存巢耳。《隋志》五卷上当脱"十"字，不然，则五卷书岂有一卷目耶？

## 隋全氏元起

　　《隋书·经籍志》：《内经注》八卷。

　　《唐书·艺文志》：《素问注》八卷。

　　《宋史·艺文志》：《素问注》八卷。

　　上书一种，隋全元起撰。爵里无考。其书久亡，而篇目次序，训解大略，宋校正②中尚能得其梗概，是为注《素问》之祖。杨上善《太素》，亦可于校正中约略求之。

## 隋甄氏权

　　《隋书·经籍志》：《甄氏本草》三卷。

　　《唐书·艺文志》：《脉经》一卷，《本草药性》三卷。

---

① 课：考核。
② 宋校正：即宋臣林亿等校正之《素问》。

《宋史·艺文志》：《针经钞》一卷。

上书四种，去复一种，凡三种。隋秘书正字许州扶沟甄权撰。权因母病，与弟立言精专医术。开皇初，称疾免官。唐太宗贞观十七年亲幸其宅，访咨医药，赐几杖衣服，授朝散大夫，年一百三岁卒。今书全佚，惟《嘉祐本草补注》① 间引其说。

## 隋甄氏立言

《隋书·经籍志》：《本草音义》七卷。

《唐书·艺文志》：《本草音义》七卷，《古今录验方》五十卷。

上书三种，去复一种，凡二种。唐太常丞许州甄立言撰。立言，权之弟，高祖武德间授官。其书《宋志》已佚，天宝间王焘集《外台秘要》，恒引其《古今录验方》。

## 唐孙氏思邈

《唐书·艺文志》：《千金方》三十卷，《千金髓方》二十卷，《千金翼方》三十卷，《神枕方》一卷。

《宋史·艺文志》同，又有《五藏旁通鉴图》一卷，《针经》一卷，《芝草图》三十卷，《太常分药格》一卷。

国朝《四库》：《千金要方》九十三卷。

民间刻本：《千金翼方》三十卷。

上书十种，去复二种，凡八种。唐京兆华原孙思邈撰。思邈当隋末季隐居不仕，太宗登极，召授官爵，辞不就。魏征修《五代史》时，访以齐、梁、陈、周、隋事，述如目睹。高宗显

---

① 嘉祐本草补注：即《嘉祐补注本草》。

庆四年，召拜谏议大夫，又固辞。上元元年，辞疾请归，赐良马及鄱阳公主邑。永淳元年卒，年九十四。子行，中宗天授中为凤阁侍郎。其《千金要方》二十六门二百三十一类，宋校正后，一为明嘉靖甲辰四川按察使耀州乔世宁依《道经》辑为九十三卷刊行，一为国朝康熙三十年西昌转运山左喻武公重校。《千金翼方》十八门二百十三类，宋校正后，一为明万历乙巳金坛王肯堂重刻，一为国朝癸未金匮华希闳校刊，即今通行本也。余书亡逸，其他著述无关医道者，不具录。

## 唐苏氏恭

《唐书·艺文志》：《新修本草》二十一卷，《本草图》二十六卷，《本草音》三卷，《本草图经》七卷。

上书四种，唐高宗显庆初，右监门府长史苏敬（宋作恭）上表请修陶隐居所著本草，因诏司空英国公李勣等三十三人撰，今惟《嘉祐注》征引。

## 唐孟氏诜

《唐书·艺文志》：《食疗本草》三卷，《补养方》三卷，《必效方》十卷。

《宋史·艺文志》：《食疗本草》六卷。

上书四种，去复一种，凡三种。唐汝洲梁人孟诜撰。诜举进士，武后垂拱初，为凤阁舍人。因识凤阁侍郎刘祎之所赐药金①，后不悦，出为台州司马，累迁春官侍郎。睿宗在藩，召充侍读。长安中，为同州刺史加银青光禄大夫。中宗神龙初，

---

① 药金：用药物炼制成的假金。

致仕归伊山之阳。元宗开元初卒，年九十三。书凡三卷，皆言食药治病之效。张鼎又补入八十九种，今书亡佚，惟《嘉祐补注》征引。

## 唐王氏焘

《唐书·艺文志》：《外台秘要方》四十卷，《外台要略》十卷。

《宋史·艺文志》：《外台秘要方》四十卷，《外台要略》十卷。

国朝《四库》：《外台秘要》四十卷。

上书五种，去复三种，凡二种。唐郿邑王焘撰。焘，珪之孙，《唐书》附列珪传。官给事中、徐州司马、邺郡太守。唐故事三司监院官带御史者号外台，是编成于守邺时，故曰《外台》。性至孝，母病弥年，衣不废带。居馆阁二十余载，多见宏文馆方籍，又数从高医穷研技术。书凡一千一百四门，皆先论后方，论主《巢氏病源》，方采古来专门经方诸名家，每条之下，必详注出某书某卷，古书亡佚，赖此以存。传本为明新安程衍道重刻，首有焘天宝十一年自序、宋皇祐二年内降札子、治平四年孙兆等校上序，每卷之首署林亿衔名。《要略》，《宋志》已亡。

## 唐陈氏藏器

《唐书·艺文志》：《本草拾遗》十卷。

《宋史·艺文志》：《本草拾遗》十卷。

上书一种，唐京兆府三原县尉陈藏器撰。藏器，开元间人，字里无考。书分序例一卷，拾遗六卷，解纷三卷，补陶苏之遗逸。其书失传，惟《嘉祐补注》广引之。

## 唐王氏冰

《唐书·艺文志》：《素问注》二十四卷。

《宋史·艺文志》：《素问注》二十四卷，《素问六脉元珠密语》十卷，《昭明隐旨》三卷，

宋晁氏《读书志》[①]：《天元玉策》三十卷。

国朝《四库》：《素问注》二十四卷。

上书六种，去复二种，凡四种，唐太仆令王冰撰。籍里无考，《新唐书》宰相世系表作景兆府参军。《昭明隐旨》亡，《元珠密语》与《天元玉策》相类，殊似后人伪托。《素问注》首有宝应元年自序，称于先生郭子斋堂，受先师张公秘本，排抉幽奥，颇有发明。惟全氏篇次，悉为更易，幸每篇之下必注全本几字，犹可考见其旧，亦《素问》注家之祖矣。

## 宋大氏明

《嘉祐补注》目：《日华子本草》二十卷。

上书一种，宋四明大明撰。明，开宝中人，号日华子。其书以寒、温、性、味、华、实、虫、兽为类，集诸家本草及近时所用药名，功状甚悉。今见《嘉祐补注》中，原书亡。

## 宋王氏惟德

《宋史·艺文志》：《新铸铜人腧穴针灸图经》三卷。

国朝《四库》：《铜人针灸经》七卷。

上书一种，宋王惟德奉诏撰。惟德，一字惟一，官尚药奉

---

① 读书志：即《郡斋读书志》。

御。仁宗以针砭之法传述不同，命惟德铸铜人及是书，天圣五年十月成。诏一置医官院，一置大相国寺仁济殿，翰林学士夏竦作序。人以精铜为之，脏腑全具，背面二器，合则浑然全身，腧穴以错金①书名于旁，外涂黄蜡，中实以水，俾医工以分折寸，按穴试针，中穴则针入水出，稍差则不入矣。宋时医人，均由考授，即此可见其精慎，今铜人失传，其书尚存。

## 宋唐氏慎微

《宋史·艺文志》：《经史证类备急本草》三十卷。

国朝《四库》：《证类本草》三十卷。

上书一种，宋蜀州晋原唐慎微撰。

慎微，字审元。凡治士人病，辞酬值，而以名方秘录为请，故其学问淹博。尚书右丞蒲传正，欲以执政恩例②奏与一官，拒不受。其书取陶书增补而成。嘉祐初，诏掌禹锡补注绘图，识以墨盖子。元祐七年，阆中陈子承合二书为一，名《重广补注本草图经》，天章阁待制都尉长乐林希作序。

绍兴二十七年，王继先上校定《大观本草》三十二卷，释音一卷，诏秘书副监镂板，当时已非慎微旧本。

今时传世，一为元大德壬寅宗文书院本，前有大观二年仁和县尉艾晟序，又有金大定己酉麻革序，刘祁跋称平阳张存惠增入寇宗奭《衍义》，及政和六年宗奭转官札付《嘉祐补注图经》奏敕；一为明成化戊子翻刻金泰和甲子晦明轩本，前有宋政和六年提举医学曹孝忠序，称钦奉玉音使臣杨戬总工刊写，

---

① 错金：特种工艺的一种。在器物上用金属丝镶嵌成花纹或文字为饰。

② 恩例：指帝王为宣示恩德而颁布的条例、规定。

末有金皇统三年翰林学士宇文虚中跋。大德本作三十一卷，朱墨分明；泰和本以末卷移入三十卷之前，虽刊刻清整，而朱墨不楚。一为明万历丁丑翻刻大德本。一为国朝顺治丁酉春谷王秋重刻本，前有自序，后有其子大献序。其书一卷至二卷为序例，三卷至五卷为玉石三品二百五十三种，六卷至十一卷为草部三品四百四十七种，十二卷至十四卷为木部三品二百六十三种，十五卷人部二十六种，十六卷至十八卷为兽部三品五十八种，十九卷为禽部三品五十六种，二十卷至二十二卷为虫鱼部三品一百八十七种，二十三卷为果部三品五十三种，二十四卷至二十六卷为米谷部三品四十八种，二十七卷至二十九卷为菜部三品六十五种，三十卷为有名未用一百九十四种，末卷为本经外草木藤类九十八种，总一千七百四十八种。所引《吴氏本草》《药对》《药总诀》《药性论》《唐本草》《食疗》《拾遗》《四声》《删繁性事类》《南海药谱》《食性》《日华子》及开宝刘翰、马志等《详定本草》，李昉、王祐、扈蒙等《重定本草》，寇宗奭《衍义》，凡一十七家，汪洋浩瀚，诚千古之大观。然诸家之旨，赖此以传，诸家之书，缘兹遂废矣。

## 宋孙氏兆

《明史·艺文志》：《素问注释考误》十二卷。

上书一种，宋殿中丞孙兆撰。兆父用和，昭陵时官尚药奉御、太医令，《宋志》有孙氏传，《家秘宝方》五卷，自言为思邈之后，父子皆以医名。兆弟宰为河东漕属，吕惠卿为并帅，从宰得其书序而刻之。与兆同校书之国子博士高保衡，字若讷，《宋史·艺文志》有《素问误文阙义》一卷，《伤寒类要》四卷，与孙氏之书世皆不传。

## 宋韩氏祗和

国朝《四库》：《伤寒微旨》二卷。

上书一种，宋韩祗和撰。祗和，史志不载，宋陈振孙据序题元祐丙寅，定为哲宗时人。明《永乐大典》始标其名，而亡其序。国朝《四库》从《大典》中录出一十五篇，厘为二卷。称其能变通仲圣之旨，以汗下温三法，分案时候辰刻，参之脉理病情，《可汗篇》分阴盛阳虚、阴虚阳盛、阴阳俱盛三门，又以阳黄归之汗温太过，阴黄归之过下亡津，皆研析精微，切中窾要①。惟以早下为大戒，并不声明脉症，未免矫率。禾于沈氏《伤寒纲目》中读其所引七条，未窥全豹。

## 宋庞氏安时

《宋史·艺文志》：《难经解义》一卷，《验方》一卷。

宋晁氏《读书志》：《家藏秘宝方》五卷。

国朝《四库》：《伤寒总病论》六卷，音训一卷，修治、药法二卷。

上书四种，宋蕲水处士庞安时撰。安时，字安常。余书亡佚，惟《伤寒总病论》三种，自明王宇泰用活字版印后，至国朝道光癸未，吴门黄丕烈始得宋本影刻，首有苏轼帖，黄廷坚后序，张耒跋，苏、黄名皆空白，盖当政和禁绝苏、黄文字时也。安常豪富，轻财慈爱，名倾淮南，中年屏绝戏弄，刻意学术，故其持论精卓，足为仲圣羽翼。

---

① 窾（kuǎn 款）要：关键；要害。

## 宋钱氏乙

《宋史·艺文志》:《小儿药证直诀》八卷。

上书一种,宋郓钱乙撰。乙,字仲阳,吴越王宗属,曾祖赟,随王纳土,因家于郓。父颢善针,匿姓名东游海上,乙三岁母亡,姑嫁医工吕,哀其孤,抚为子,以授其业,姑病革①,始告之,故乙泣请迹父,五六往始得遇,又数年乃迎归,乙年三十。以《颅囟方》著名山左②。元丰中,治长公主疾有功,授翰林医学,赐绯③。又愈皇子仪国公病,擢太医丞,赐紫衣金鱼。俄以病免,哲宗复召入禁中宿值,久之,辞疾予告④。左手足挛痹者十数年,年八十二卒。其《伤寒论指微》五卷,宋潜溪称其深造仲景阃奥⑤,并《婴孺论》百篇,当时即已散佚。今之《直诀》,系宋阎孝忠所集,明薛己窜改,殊为纰缪,全失钱书之真。

## 宋朱氏肱

《宋史·艺文志》:《内外二景图》三卷,《南阳活人书》二十卷。

上书二种,宋吴兴朱肱撰。肱,秘书丞临之子,中书舍人服之弟,登第仕至朝奉郎直秘阁。是书因《伤寒》辞旨雅奥,

---

① 病革:病势危重。
② 山左:特指山东省。因在太行山之左(东),故称。
③ 赐绯:赐给绯色的官服。
④ 予告:大臣因病、老准予休假或退休。
⑤ 阃(kǔn捆)奥:比喻学问、事理的精微深奥。

浅学费解，遂设为问答，缀缉①成篇，计九万一千三百六十八字，自己巳至戊子，历二十寒暑而成。本名《无求子伤寒百问方》，武夷张藏作序，易此名，以仲景南阳人而活人者。传本系明金坛王宇泰《医统正脉》中摘出。《内外二景图》亡。

## 宋成氏无己

《宋史·艺文志》：《伤寒论注》十卷，《明理论》三卷，《论方》一卷。

国朝《四库》同。

上书三种，金聊摄成无己撰。无己，宋嘉祐时人，后聊摄入金，遂为金人。正隆丙子年九十余尚存。先师《伤寒论》，自晋王叔和编辑，宋高继冲重编，林亿等校定，无己研究终身，深有所得，故其注释简谨。又著《明理论》五十篇、《论方》二十篇，阐明辨证用方之义。绍兴甲子，洛阳严器之撰序推挹②极至。开禧元年，历阳张孝忠跋云：绍兴庚戌，得《伤寒论注》十卷于医士王光庭家，后守荆门，又于襄阳访得《明理论》，因合刊于郴山。今郴山本尚有藏者。明新安吴勉学校本首有严序，《宋志》有严器之《明理论》四卷，或是此书之注。郭长扬自序有常器之补治论，极为推重。或是一人，存疑俟考。

## 宋陈氏师文裴氏宗元

《宋史·艺文志》：《太平惠民和剂局方》五卷。

明朝刻本：《惠民和剂局方》十卷，《用药指南总论》

---

① 缀缉：编辑。缉，通"辑"。唐·韩愈《招扬之罘》诗："先王遗文章，缀缉实在余。"

② 推挹（yì亦）：推重尊崇。挹，通"揖"。

三卷。

国朝《四库》：《惠民和剂局方》十卷，《用药指南总论》三卷。

上书五种，去复三种，凡二种。宋大观中库部郎中陈师文、太医令裴宗元、将仕郎陈承奉诏撰。凡十卷，十四门七百八十八方，与朱震亨二百九十七方之说不合。今本为明崇祯丁丑罗青山人朱葵、冶城袁元熙校刻，首冠炮炙凡例，三臣①会衔撰进表，亡《用药指南》，其书有方无论。方似《千金》《外台》经方，药每同而名迥异。盖遵《圣济》体制，先《圣济》而出耳。《局方发挥》惟辟②其用温补燥热，而牛黄丸混入薯蓣丸全方，竟未察出，何哉？

## 宋郭氏雍

国朝徐氏刻本：《伤寒补亡论》二十卷。

上书一种，宋河南郭雍撰。雍，字白云，朱文公熹称为长阳冲晦先生。淳熙八年，自序言仲兄子言通守夷陵、秭归二郡，以多疾访医，见常器之、康醇道，因究仲景之学。雍受兄教，渐磨日久，行年八十，略举岐黄及近代诸书大纲，集成《论说》二十卷，《方药》五卷，合一千五百余条，分七十余门，总五万言。庆元五年，熹为之作序。明万历五年，诚意伯刘世延序而重刻。亡第十六卷及《方药》五卷，仅十九卷，六十四门，一千四百余条。今时传本为国朝道光元年长洲徐锦校刻。

---

① 三臣：泛指重臣。
② 辟：批驳。

## 宋许氏叔微

《宋史·艺文志》：《普济本事方》十二卷。

国朝《四库》：《普济本事方》十卷。

上书一种，宋真州许叔微撰。叔微，字知可，或曰扬州人，或曰毗陵人。惟曾敏行与叔微同时，其《独醒杂志》谓为真州人，当不误。绍兴二年进士，官爵未详。曰学士者，乃宋词臣①之通称。书旨简雅，多载医案验方，故曰本事。明朱国祯《涌幢小品》，记叔微所著《翼伤寒论》二卷、《辨论》五卷、《伤寒歌》② 三卷凡百篇，《治法》八十一篇、《仲景脉法三十六图》未有传本。

## 宋寇氏宗奭

晁氏《读书志》：《本草衍义》二十卷。

上书一种，宋通直郎、沣州司户曹事、添差充收买药材所办验药材寇宗奭撰。籍里无考。自序衍未尽之理，伸隐避之情，证脱误之义，原避讳之名，考据颇属精详，其书为金平阳、张存惠增入《嘉祐补注》，外无传本。

## 宋陈氏言

《宋史·艺文志》：《三因病源》六卷。

国朝《四库》：《三因极一病证方论》十八卷。

上书二种，宋括苍陈言撰。言，字无择，行履无考。其书

---

① 词臣：文学侍从之医，如翰林之类。
② 伤寒歌：此指《伤寒百证歌》。

命名本于《金匮》，其方论典雅简该，绝无冗鄙之弊。严用和剽窃其论，附以己所验方，吴澄《易简归一序》，极称其美。《三因方》传本为明何巨校刻，分为一十八卷。二卷中太医习业，有二十一史之文，非南宋人语，盖明代钞写佣人妄改。《济生方》收存《四库》，外无行本。惟目录中载其自序云：论治五十，方凡四百，总为十卷。

## 宋陈氏自明

国朝《四库》：《妇人大全良方》二十四卷。

上书一种，宋临川陈自明撰。自明，字良父，官建府医学教谕①。是书刻于嘉熙元年。自序称三世学医，藏书甚夥，而行履所至，必加询访。凡八门，二百余论，论后附方。首调经，次众疾、求嗣、胎教、坐月、产难、产后，序列秩然，既详且富。薛氏所集，则删订增附，别成一书，非勤有书堂原本矣。

## 宋张氏杲

国朝《四库》：《医说》十卷。

上书一种，宋新安张杲撰。杲，字季明。伯祖扩，受庞安时业，著名京洛。杲承其家学，撰为是编。前七门，总序古来名医医书，及针灸诊视之类；次杂证二十八门、杂论六门、妇人小儿二门、疮及五绝痹疝三门；终以医功报应。凡四十七门。皆系古今治验，而禁方秘论往往间出。惟杂采说部，颇病神怪。且既戒天灵盖不可用，又出《拾遗》人肉一条，自相矛盾，不可为训。然实有渊源，非泛常炫说者可比。

---

① 教谕（yù 玉）：学官名。宋代在京师设立的小学和武学中始置教谕。

## 宋杨氏士瀛

国朝《四库》：《仁斋直指》二十六卷，《伤寒类书活人总括》七卷。

上书二种，宋福州杨士瀛撰。士瀛，字登甫，号仁斋。序题景定甲子，乃宋末人。是书为明嘉靖中徽州朱崇正字仲儒号惠斋者校刻。其《伤寒类书》，自序成于《直指》之前，因卷帙较少，附遗于后。

《提要》辨述原委甚悉。禾从沈金鳌《尊生》悉其大凡，实为支离穿凿，惟外无行本，不能穷其底蕴。

## 金刘氏完素

《金史艺文志补》：《素问元机原病式》二卷，《宣明论方》十五卷，《素问要旨论》八卷，《运气要旨论》一卷，《伤寒直格》三卷，《伤寒直格方》三卷，《伤寒后集》一卷，《伤寒续集》一卷，《伤寒别集》一卷，《伤寒标本心法类萃》二卷，《治病心印》一卷，《十八剂》一卷。

国朝《四库》：《素问元机原病式》二卷，《宣明论方》十五卷，《伤寒直格方》三卷，《伤寒标本心法类萃》二卷。

上书十六种，去复四种，凡十二种。金河间刘完素撰。完素，字守真，自号通元处士，大扬医道于大定、明昌间。所著《原病式》，举《至真要大论》二百七十七字为纲，反复辨论至二万余言，谓已深探奥妙。《宣明论方》，采《内经》六十一证，分一十七门，撰为主治之方。其性矜伐①，工自誉，尊仲圣为亚圣，又以为未备圣人之道，推朱肱为博辨，又以为未知阴阳之理，意欲度越古人。盖当时典籍散亡，医皆市侩，完素一出，士大夫咸翕然从风，因开七百余年偏执寒凉之弊。余书文义浅率，疑多伪托。《病机气宜保命集》，系张元素撰，谬误始末，详元素下。今通行《河间六书》，末附都梁镏洪《伤寒心要》一卷、镇阳常德《伤寒心镜》一卷。《心镜》，一名《张子和别集》。案：李濂《医史》：张从正草创《儒门事亲》，常仲明又撍其遗法为《治法心要》。德疑即仲明之名。书凡七篇，

---

① 矜伐：恃才夸功。

首论河间双解散及子和增减法。《心要》凡十八方，并病后四方，敷衍河间之说，多掇拾残绪，罕所发明。

## 金张氏①元素

《金史艺文志》：《病机气宜保命集》三卷，《医学启源》二卷，《本草》二卷。

国朝《四库》：《病机气宜保命集》三卷。

民间行本：《家珍》一卷。

上书五种，去复一种，凡四种。金易州上谷张元素撰。元素，字洁古，八岁应童子举，二十七试进士，犯庙讳下第，遂工医。《保命集》，首列原道等总论十，次病论二十三，阐发深至。病机一篇，亦如《原病式》例，用《至真要大论》为纲，而援证精博，文气滂沛，断非守真所能。杨威直为《河间遗书》伪序付梓，明初宁王权重刻亦踵其误。李时珍《本草纲目》序例，始纠其缪而复其真。子璧，号云岐子，撰《保命集》二卷，专论伤寒，文颇简洁，盖家学也。注《王氏脉诀》一卷，与《保命集》并传。

## 金张氏从正

《金史艺文志》：《儒门事亲》十五卷，《汗吐下法治病撮要》一卷，《伤寒心镜》一卷，《秘录奇方》二卷，《经验方》三卷。

国朝《四库》：《儒门事亲》十五卷。

上书六种，去复一种，凡五种。金睢州考城张从正撰。从

---

① 氏：原无，据本书体例补。

正，字子和，号戴人。宣宗兴定中召补太医，未几辞去。学宗守真，而规模局促，意旨粗率，麻知几、常仲明与之友善，其书盖子和述，而知几、仲明文饰之。故《儒门事亲》中，辨记解诚，笺诠式断，论疏述衍，诸体皆具。而以为儒者始明其理，事亲必当取资也。然擅用寒凉汗吐下三法，当时实多异议，因有辨谤①及高技常孤诸论。明嘉靖辛丑，邵辅以母年望六，求是书，与医闻忠校序锓版。欲以垂暮之年，试瞑眩之药，亦危矣哉。

## 金李氏杲

《元史艺文志》：《脾胃论》三卷，《兰室秘藏》六卷，《辨惑论》二卷，《内外伤寒辨》三卷，《医学发明》九卷，《伤寒会要》未载卷，《用药法象》一卷。

国朝《四库》：《脾胃论》三卷，《兰室秘藏》六卷，《内外伤辨惑论》三卷。

民间行本：《医学发明》一卷，《活法机要》一卷。

上书十二种，去复四种，凡八种。金真定李杲撰。杲，字明之，自号东垣老人。金亡入元，年五十五，又十七年乃卒。大定初校籍。富冠真定、河间两路，纳资得官，监济源②税。因母婴疾，为众医杂治死，遂捐千金，从张元素学医，许鲁斋先生目为医中王道。明隆庆四年，曹灼集元素父子，及王好古、李东垣、田幼科书十种，称五人各以专学著述，东垣独能集其大成，故序刻成一家之言。《脾胃论》三十六条，有图有论有

---

① 辨谤：对别人的毁谤加以申辩和驳正。

② 济源：地名，今属河南，与山西交界。

方，大抵原本《内经》，实未能得《内经》精蕴。《兰室秘藏》，二十一门，十九论，二百八十三方，皆谆重脾胃，极言寒凉攻伐之害，为河间别树一帜。虽用药繁重，专尚香燥，论固执而辞不达意，亦当时救弊之砥柱也。

## 金罗氏天益

明朝刻本：《卫生宝鉴》二十四卷，补遗一卷，《内经类编》九卷，《东垣试效方》九卷。

上书三种，金真定罗天益撰。天益，字谦甫，东垣传付著作弟子。是书一至三卷为药误永鉴，四至二十卷为名方类集，二十一卷为药象类集，二十二至二十四卷为医验纪述，补遗为伤寒外感表里阴阳三十一症治法。大要修饰师说，炫耀己长，不免流俗之茸。而信崇仲景，论述《内经》，殊为青出于蓝。然文义阘①闻，欲畅不能，亦固已哉。卷首有永乐十五年卢陵胡广、建安杨荣序。

## 元王氏好古

《元史艺文志》：《医垒元戎》十二卷，《此事难知》二卷，《汤液本草》三卷，《汤液大法》四卷，《阴症略例》一卷，《癍论萃英》一卷。

国朝《四库》：《医垒元戎》十二卷，《此事难知》二卷，《汤液本草》四卷。

民间行本：《医垒元戎》一卷。

上书十种，去复四种，凡六种。元赵州王好古撰。好古，

---

① 阘（tà踏）：卑下。

字进之，号海藏，官本州教授提举医学。受业洁古，洁古殁，遂师事东垣。《此事难知》专论伤寒，《医垒元戎》兼述杂病。其书推尊仲圣，效法朱肱，复斟酌二家，变通其说，虽于长沙大法无所阐明，而寅畏①小心，实当时之翘楚。《医垒元戎》为明万历癸卯辽东巡抚顾遂刻，而体例参差费校，今本《东垣十书》竟删成一卷。《汤液本草》融会洁古《珍珠囊》、东垣《药类法象》《用药心法》，于本草原旨了无干涉。

## 元朱氏震亨

《元史艺文志》：《金匮钩元》三卷，《平治荟萃方》三卷，《伤寒论辨疑》一卷，《伤寒摘疑》一卷，《格致余论》一卷，《局方发挥》一卷，《治痘要法》一卷，《活幼便览》二卷，《纂要》八卷，《治法语录》三卷，《外科精要新论》一卷，《本草衍义补遗》一卷，《医案》一卷。

国朝四库：《金匮钩元》三卷，《格致余论》一卷，《局方发挥》一卷。

民间行本：《心法》五卷。

上书十七种，去复三种，凡十四种。元婺州义乌朱震亨撰。震亨，字彦修，学者尊为丹溪翁。师许文正公，衡究道德性命之学。文正患末疾，喻使习医，翁遂弃举子业，致力于陈、裴二百九十七方，渐悟②其非。乃游历他郡，遇罗知悌。知悌字子敬，号太无先生，宋理宗朝寺人。初刘完素授医学于荆山浮屠，知悌悉受其传，又旁通子和、明之二家，翁尽得其秘。归

---

① 寅畏：敬畏；恭敬戒惧。
② 悟：原作"误"，据戴良《丹溪翁传》改。

起文正疾，益推广意旨，因作相火及阳有余阴不足之论，专尚滋阴降火。《心法》首论六篇，分一百门。《金匮钩元》分一百三十八类，有方有论。刘氏之学，至翁益彰。然绝去深沉，专趋浅近，执寒凉之结习，滋流弊于三朝，亦可谓功之首、罪之魁矣。戴良盛称其敦孝友之行，得道学之源，重伦常而轻荣利，为之作传。明休宁方广，字约之，号古庵，以医游河洛间，寓陈留，集《丹溪心法附余》二十四卷，庞杂不伦，大失丹溪之旨。尚有《脉药证治》《地理》① 等书，未见。

## 元赵氏以德

民间刻本：《金匮衍义》二十二卷。

上书一种，元赵以德撰。本书署曰宋人。明程充序《丹溪心法》，有丹溪门人刘叔渊、戴元礼、赵以德。此书史志未载，《元志》有赵良《金匮音义》《医学宗旨》。《华亭县志》：赵良，字以德，号云居，浦江人。张士诚据吴，屡召不赴，挈家隐华亭乡间，鬻医自活。

## 元王氏履

《元史艺文志》：《医韵统》一百卷，《百病钩元》二十卷，《医经溯洄集》一卷。

国朝《四库》：《医经溯洄集》一卷。

上书四种，去复一种，凡三种。元昆山王履撰。履，字安道，朱震亨弟子，工诗善画，明洪武初始卒。尝谓《素问》人伤于寒则为病热，是论病之常，仲景始分寒热而义犹未尽，又

---

① 地理：此指《伤寒地理》。

言阳明篇无目痛，少阴篇无胸背痛，太阴无嗌干，厥阴篇无囊缩，必有脱简。乃取三百九十七法中有方治者，得二百三十八条，为二百三十八治，书凡二十一篇，名《医经溯洄集》。辞虽夸伐①，于医道实有发明，足矫当时结习。

　　明祁门徐春甫云：《钩元》《医统》二书若存，利济民生匪浅。因撰《古今医统》一百卷，既仍其名，复仍其卷。噫！春甫本有二书，但改韵归类增损而成己作耳。春甫，字东皋，以医受知太师成国公朱希忠，官太医，名其术于公卿间。故首有灵璧侯汤世隆等六人及嘉靖丙辰自序，后列恭顺侯吴继爵、临淮侯李言恭、平江伯陈王谟等三十八人衔名。书分福、寿、康、宁四集，每集十册，以"富贵荣华客，清闲自在仙，鹏程九万里，鹤算八千年，玉质成飞步，朱颜永驻延，平安无量劫，静默有真源②"四十字为号。广引道藏经箓，养生修炼，及林灵素《大成金书》诸目。一卷为历代名医二百七十二人小纪，采摭书籍二百八十二部目录；二卷为内经要旨十一篇，曰阴阳、摄生、病能、论治、脉候、色诊、藏象、经度、运气、标本、针刺；三卷为翼医通考；四卷为《内经》脉候；五卷为运气易览；六卷为经穴发明；七卷为针灸直指；八卷至七十九卷为病机治法，凡一百四十二门；八十、八十一为外科理例；八十二、八十三为妇科心镜；八十四为螽斯广育；八十五为胎产须知；八十六、八十七为老老余编；八十八至九十为幼幼类集；九十一为豆疹泄秘；九十二为奇病续抄，一百三十七候；九十三为经验秘方，一百八十四道；九十四、九十五为本草集要；九十

---

① 夸伐：炫耀。
② 源：《古今医统大全》作"玄"。曹氏因避讳而改。

六为本草御荒；九十七为制法备录；九十八为通用诸方十类，曰药品、花木、天时、人道、饮食、衣服、起居、器物、鸟兽、杂著；九十九、一百为养生余录，以神仙安期生、名臣范蠡等五十二人，亦为名医，经史子集注疏小说四十四种，厕于医籍。甚至以僦贷季为岐伯之师；少俞为俞拊之弟；少师为桐君之爵；太乙为雷公之号，且名以宋时雷敩之敩；陈藏器，唐开元中人，误为梁人；日华子大明，宋开宝中人，误为陈氏北齐雁门人。《白虎通·寿命》一篇，毫不涉医，乃曰直抉医家未宣之奥。其纰缪自欺处不胜枚举。至病机虽祖述《内经》、巢氏，而治法不本汉唐，惟着意于南宋以下诸子，尤宗信当时胡濙①《易简方》，盖前明考据家陋习，好奇务繁，以夸博辨，往往挂一漏万，根据无稽。第体例甚舛，非《万病回春》《嵩崖尊生》可比。陈念祖欲一概废之，未免太过矣。

## 元吕氏复

《九灵山房集·沧洲翁传》：《内经或问》《切脉枢要》《脉序脉系图》《长沙伤寒十释》《灵枢经脉笺》《运气图说》《难经附说》《五色诊奇胲》《养生杂言》《四时燮理方》《松风斋杂著》，皆未载卷。

上书十一种，元鄞人吕复撰。复，字元膺，少孤，事母至孝。母病求医，遇衢医郑礼之，得其古先禁方《色脉》《药论》诸书，遂精医学。荐为台州仙居县儒学教谕，后调临海及升本郡教授，俱不就。因晦迹邱园，著书自乐。年老无子，有女四人。人比之为太仓公。其书不传。戴良《九灵山房集·沧洲翁

---

① 胡濙（yíng莹）：字源洁，号洁庵，江苏武进人，明代医家。

传》，采其治效最著者二十三条为医案，并节其《群经古方论考》，极为精审。

## 元滑氏寿

《明史·艺文志》：《十四经络发挥》三卷，《素问注钞》三卷，《难经本义》二卷，《伤寒论钞》二卷，《诊家枢要》一卷，《医家引彀》一卷，《五脏补泻心要》一卷，《脉诀》一卷，《医韵》一卷，《痔瘘篇》一卷。

国朝《四库》：《难经本义》二卷。

上书十一种，去复一种，凡十种。元余姚滑寿撰。寿，字伯仁，晚号撄宁生。先世自襄徙仪真，又徙余姚。师京口王居中，受《素问》《难经》，又师东平高润阳学针法，复参仲景、完素、东垣三家之旨。年七十余，容如童子。行步蹻捷①，饮酒无算。其《十四经络发挥》《难经本义》，明薛己刻入集中，《素问注钞》等七种亡。

## 元倪氏维德

《明史·艺文志》：《原机启微集》二卷，《东垣试效方》三卷。

上书二种，元吴县倪维德撰。维德，字仲贤，祖、父皆以医显。病陈、裴之学，乃求金守真、戴人、东垣三家书，研求意旨，因得盛名，殆私淑三家之矫矫者。《原机启微》专论目科，薛己删为一卷，刻入集中。《东垣试效方》亡。明学士宋濂为撰墓铭，称为敕山老人。洪武十年卒，寿七十五。子衡，亦

---

① 蹻（jué 决）捷：矫健敏捷。

以医名。

## 元齐氏德之

《元史艺文志》：《外科精义》二卷。

国朝《四库》：《外科精义》二卷。

上书一种，元医学博士充御药院外科太医齐德之撰。籍里无考。其书上卷论，下卷方，皆本《巢氏病源》《千金要方》《千金翼方》，而参以所学。虽不著出处，鲜有发明，于疡医书中，实为善本。民间行本刊入《东垣十书》内。

## 元危氏亦林

国朝《四库》：《世医得效方》二十卷。

上书一种，元南丰危亦林撰。亦林，字达斋，官本州医学教授。是书积其高祖以下五世所集医方，凡八种：一大方脉科，九十一门；二小方脉科，七十一门；三风科，十门；四产科兼妇人杂病，三十三门；五目科，十二门；六口齿咽喉科，六门；七正骨金簇科，二十九门；八疮肿科，二十四门；附孙真人养生法，针灸科散附各科中，有目无书。序称创始于天历元年，讫功①于后至元三年，凡一十六年。由江西医学提举司牒呈医院下诸路提举司重校，覆白医院②，始准刊行，其慎重如此。前有太医院衔名，凡院使十一人，同知院事二人，金院事二人，同金院事二人，判官二人，经历二人，都事二人，掾史二人。其书汇集古方，足资考据。第无所发明。禾于会稽梁氏见其元

① 讫功：亦作"讫工"。完工；竣事。

② 医院：指太医院。

朝刻本，惜未钞录。

## 元葛氏乾孙

《明史·艺文志》：《医学启蒙经络十二论》十卷，《十药神书》一卷。

上书二种，元长洲葛乾孙撰。乾孙，字可久，貌魁硕，好击刺阵法，后折节读书，通阴阳律历之学，屡试不售。父应雷，字震父，官江浙医学提举，师中州李医官，始传守真、洁古之学于江南，著《医学会同》十二卷。乾孙受父业，名埒①丹溪，所传《十药神书》，专尚奇诡，绝无精义。

## 元马氏宗素

《元史艺文志》：《伤寒医鉴》一卷。

上书一种，元平阳马宗素撰。宗素私淑守真。是书凡一十一条，皆摘《活人书》中温药主治之病。不证以仲景原文，但引《素问》论热、守真主寒之说，极意攻排，不遗余力。甚云：下立死，不下亦死，宜用凉膈散。凉膈散非下药乎？是以人命为孤注矣。明吴有性著《瘟疫论》，实本诸此。夫《伤寒论》，律也；《内经》，经也。经主乎体，律主乎用，循经引律，贵乎持平。苟偏祖自专，各争门户，则经律相失，体用相违，未有不偾事者。

## 明徐氏用诚

《元史艺文志》：《玉机微义》五十卷，《本草发挥》四卷。

《明史·艺文志》：《刘纯玉机微义》五十卷。

---

① 埒（liè 列）：等同。

国朝《四库》:《玉机微义》五十卷。

上书四种，去复二种，凡二种。明会稽徐用诚撰，咸宁刘纯续增。用诚，字彦纯，丹溪弟子。元亡入明，遂为明人。是书本名《医学折衷》，凡一十七类。纯以其未备，增三十三类，易以是名，每条各注续添，以为辨识，皆采撷诸家方论，附以案语，颇为详审。嘉靖庚寅，延平黄焯刻于永州，杨士奇为序。当时李氏之学多在中州，刘氏之学独传江浙，故朱氏一派，专主寒凉补阴。

## 明戴氏原礼

《明史·艺文志》:《证治要诀》十二卷，《校正金匮钩元》三卷，《推求师意》二卷，《证治类元》未载卷，《证治用药》未载卷。

国朝《四库》:《校正金匮钩元》三卷，《推求师意》二卷。

民间行本:《证治要诀》十二卷，《证治类方》四卷。

上书九种，去复三种，凡六种。明婺州浦江戴原礼撰。原礼，字思恭，丹溪弟子。元亡入明，遂为明人。洪武中征为御医，太祖不豫①，少间②，御右顺门，治侍疾无状③诸医，独慰思恭为仁义人。太孙嗣位，罪诸医，复独擢思恭为太医院使。永乐初，以年老乞归。三年夏，复征入，进见免拜。是年冬，乞骸骨，遣官护送，赍赐金帛，逾月卒，遣④行人致祭，年八十二。校正丹溪《金匮钩元》附论六篇，并《推求师意》，皆

---

① 不豫：天子有病的讳称。

② 少间：谓病好了一些。

③ 无状：没有功绩。

④ 遣：原作"遗"，据《明史·列传·方技》改。

保全其师补阴制火之说。又隐括①心法诸要，撰《证治要诀》《类方》，圆融委曲，情法备至，以救当时漫用寒凉之弊，诚朱氏之功臣也。

## 明盛氏寅

《张氏医通》引书：《医林广义》未载卷。

上书一种，明吴江盛寅撰。书亡俟考。初吴邵王宾慕思恭技，从之游，思恭欲其执弟子礼，宾辞以老，伺思恭出，窃书以去。将死无子，以书授寅。寅，字启东，永乐初为医学正科②，坐累③，输作④天寿山。监者奇之，令主算值前，疗愈胀病，中人⑤荐治其主疾，既愈，侍成祖西苑校射，成祖愕其尚在。因奏寅愈疾状。召诊称旨，授御医。东宫妃张氏，经水十月不至，寅独以为非娠，妃闻甚信，遂进破血剂。东宫素恶寅，因械以待，俄血下病已，赐红伇导归。仁宗嗣位，出为南京太医院。宣宗立，召还，正统六年卒，子孙皆世其业。

## 明陶氏华

《明史·艺文志》：《伤寒全书》五卷，《伤寒六书》六卷，《伤寒九种书》九卷。

民间行本：《伤寒全生集》叶桂评本四卷，《伤寒六书》六卷。

---

① 隐括：概括。
② 正科：清代府医学官名。
③ 坐累：因过失而受牵连。
④ 输作：因犯罪罚作劳役。
⑤ 中人：宦官。

上书五种，明余杭陶华撰。华，字节庵。是书不述本论，惟凭臆断，而文理荒谬，意旨琐絮，虽间有精义名方，实皆剽窃陈言，攘为己作。阅其正统十年自序云：年七十七，子方弱冠，又多疾病，虑己殁后，误于庸医，致绝祖祀，因编书贻教。《全生集》分列伤寒温病等辨治一百七十三条，复撰《六书》挚其要领。又恐不知珍重，遂定《家秘》《杀车槌》《一提金》《截江网》等鄙俚之名，耄荒①溺爱，亦可悲矣。

## 明王氏纶

《明史·艺文志》：《本草集要》《明医杂著》皆未载卷。

上书二种，明慈溪王纶著。纶，字汝言，号节斋，举进士，正德中以右副都御史巡抚湖广。其《明医杂著》，薛己刻入集中，坊间亦有行本，多金元诸家肤浅之说。

## 明虞氏抟

《明史·艺文志》：《方脉发蒙》八卷，《医学正传》八卷。

《四库存目》：《医学正传》八卷。

上书二种，明义乌虞抟撰。抟，字天民，自号花溪恒德老人。是书成于正德乙亥。其学宗尚朱震亨，参以仲圣、孙思邈、李杲，并选方之精粹者，次于丹溪要语之后。又撰或问五十条，以申明之。禾家有残帙二卷，并于沈金鳌《伤寒纲目》读其引略，虽畦径褊仄②，亦精简可采。

---

① 耄荒：年老昏愦。
② 畦径褊仄：不合常规。畦径，田间小路，比喻常规。褊，同"偏"；仄，倾斜。

# 明薛氏己

国朝《四库》:《薛氏医案》十六种七十八卷。

上书一集，明吴县薛己撰。己，字立斋，初为疡医，后乃工于内科。因联络金元四家法，创立真阴真阳论，推衍金匮肾气丸为六味、八味，及增损一二味，则别成一方，自谓神明变化，遂开张介宾、赵养葵等固执滋填之弊。案:《金匮要略》用肾气丸者五条:一曰虚劳腰痛，少腹拘急，小便不利;一曰短气，有微饮，当从小便去之;一曰男子消渴，小便反多，饮水一斗，小便亦一斗;一曰妇人转胞不得溺;附方曰脚气上入少腹不仁。是肾气丸专为理肾气利小便而设。《难经》以两肾之中为生气之根，浊气凝冱①，则生气格碍，津液消亡，故用附桂通阳，必重用滋燥、敛阴、泄浊之药为佐。又恐滋敛味厚，致妨胃气，用丸而不用汤。地黄分两特重者，虑阴液随浊溲并泄，用以保全津液，非藉之填补也。己不明此理，直以为补阴君药，昧者或从而武和，或从而讪谤，介葛庐②亦难解纷矣。自著书八种，曰:《内科摘要》《女科撮要》《外科枢要》《疬疡机要》《正体类要》《口齿类要》《保婴粹要》《保婴金镜录》，凡一十六卷。父铠所著《保婴撮要》二十卷，辞旨谫劣③，非金元诸家之实力穷研者可比，且多载治验，援引贵游④，殊形丑谬。其删改旧本，附以己说者七种，曰:倪维德《原机启微》、陈自明《妇人良方》、钱乙《小儿直诀》、王纶《明医杂

---

① 凝冱（hù 互）:结冰，冻结。

② 葛庐:春秋时期介国国君，相传能识牛鸣。

③ 谫（jiǎn 检）劣:浅薄低劣。

④ 贵游:泛指显贵者。

著》、陈文仲《小儿痘疹方》、杜本《伤寒金镜录》、朱震亨《外科精要》，凡四十二卷，悉非原书之旧。天启中朱明重刻，前有纪事一篇，言梦已求刻此书，甚为怪诞。

## 明李氏汤卿

《四库存目》：《心印绀珠经》二卷。

上书一种，明李汤卿撰。汤卿，《提要》亦不知何许人。书为明嘉靖丁未嘉兴府知府赵瀛校刻。上卷曰：原道统，推运气，明形气，详脉法。下卷曰：察病机，理伤寒，演治法，辨药性，十八剂。钱大昕补《元史艺文志》，有罗知悌《心印绀珠》一卷、朱抟字好谦《心印绀珠》二卷，不知即系此书或别有二种，容俟博考。

## 明王氏肯堂

《明史·艺文志》：《医论》四卷；《证治准绳》一百二十卷；《郁冈斋笔麈》四卷，第一卷凡四十页论医；《医统正脉》一百九十六卷。

国朝《四库》：《证治准绳》一百二十卷。

上书五种，去复一种，凡四种。明金坛王肯堂撰。肯堂，字宇泰。兵部主事，谏阻武宗南巡，予杖[①]。杲之孙。右都御史，赠太子少保，谥恭简[②]。樵之子。举万历十七年焦竑榜进士，与松江董其昌同科，选庶常[③]，授检讨[④]。倭寇朝鲜，疏陈

① 兵部……予杖：此十二字乃王肯堂祖父事迹。
② 右都……恭简：此十二字乃王肯堂父亲事迹。
③ 庶常：庶吉士之通称，官名。
④ 检讨：官名，位次于编修。

十议，愿假御史衔练兵海上，疏留中，遂引疾。会京察①罢黜，归而研医，以著述自乐。复以荐补南京行人司②副，终福建参政③。其《医统正脉》集书四十四种，自《素问》《灵枢》《难经》《脉经》《伤寒论》《金匮要略》《明理论》《活人书》以下，继以守真，终于陶华，皆沿金元以来结习。《证治准绳》六种，首《杂病证治》八册，附以《类方》八册，次《伤寒准绳》八册、《疡医准绳》六册、《幼科准绳》九册、《女科准绳》五册，凡四十四册，皆一年而成。二种虽采掇繁富，而珠砾杂收，茫无去取，徒眩后人耳目。盖其成功甚速，决非一人之手。况罢黜未几，又复起用，宦兴方殷，著辑宜其率略矣。医论《笔麈》，泛述医事，颇精卓可观。

## 明李氏时珍

国朝《四库》：《本草纲目》五十二卷，《脉学》一卷，《奇经考》一卷。

上书三种，明蕲水李时珍撰。时珍，字东璧，官楚王府奉祠正。子建中，为四川蓬溪知县，神宗诏修国史。子建元，上遗表及书，命刊行天下。是书取诸家本草，芟④复补阙纠谬，凡一十六部，六十二类，一千八百八十二种⑤。每药以正名为纲，释名为目，次以集解、辨疑、正误、气味、主治、附方。自云：历年三十，采书三百余家⑥，三易稿而成。万历间为王

---

① 京察：明清定期考核京官的制度。
② 行人司：明代设行人司，复有行人之官，掌传旨、册封、抚谕等事。
③ 参政：官名。明于布政使下置左右参政。
④ 芟（shān 山）：删除。
⑤ 一千八百八十二种：《本草纲目》实收一千八百九十二种。
⑥ 三百余家：《本草纲目》原序记载为"八百余家"。

世贞序刻。虽搜罗至富，考据精详，而夸多斗靡，究与经方意旨未相融贯。又集其父言闻《四诊发明》，纠《脉诀》之失，为《濒湖脉学》，附以宋道士崔嘉彦四言诗。复考证奇经八脉，创为气口九道之图，详其诊法。好名之心，亦良苦矣。

## 明孙氏一奎

国朝《四库》：《赤水元珠》三十卷，《医旨绪余》二卷，《三吴治验》二卷，《新都治验》二卷，《宜兴治验》二卷

上书五种，明休宁孙一奎撰。一奎，字东宿，号生生子。《元珠》分七十门，每门又各分类次，详论寒热、虚实、表里、气血受病之原、古今病证名称之混，晰理入彀①，治法适中。殆撷取金元精粹之义，加以文饰而成者。《医旨》分配太极阴阳五行于人身脏腑经络，又直以癫痫为二病，皆自擅聪明，凭虚结撰。又精究用人补人采炼之法，以治劳损，邪说导淫，乃书中大瑕。子泰来、明来，辑其医案，多所夸诩，大抵专扬医名，不穷医理，淆于世俗之结习也。

## 明张氏介宾

国朝《四库》：《类经》三十二卷，《景岳全书》六十四卷。

上书二种，明山阴张介宾撰。介宾，字会卿，号景岳。元《刘静修集》②：金李杲尝命其徒罗天益所撰之《内经类编》，曾三毁其稿，又阅三年乃成。今书不传。介宾殆仿其体，类集《素问》《灵枢》三百九十条，分为一十二门，曰：摄生、阴

---

① 彀（gòu 够）：箭靶。
② 刘静修集：即《静修集》。作者刘因，字梦吉，号静修。元代著名理学家、诗人。

阳、藏象、脉色、经络、标本、气味、论治、病疾、针刺、运气、会通，又增《图翼》十一卷，《附翼》四卷。虽割裂古经，而条理甚井，注多发明。《全书》首为传忠录，次脉神章、伤寒典、杂证谟、妇人规、小儿则、痘疹诠、外科钤、本草正，次新方，次古方，皆分八阵，曰：补、和、寒、热、固、因、攻、散，又集妇人、小儿、豆疹、外科诸方。妄称典谟，殊为乖谬，且持论偏执，工于怒骂，沿薛己真阴真阳之习，斥刘、朱寒凉制火之非，虽救当时攻伐之弊，实开后世腻补之愆①。且每门首列经文，而论中不提一字，甚为疏忽。然酒色越度，精血消亡，温养填补，在所必需，其书又未可偏废。

## 明缪氏希雍

《明史·艺文志》：《本草经疏》二十卷，《方药宜忌考》十卷，《本草单方》十卷。

国朝《四库》：《先醒斋广笔记》四卷，《本草经疏》三十卷。

上书五种，去复一种，凡四种。明常熟缪希雍撰。希雍，字仲醇。天启中，王绍徽作《点将录》，以东林诸人，分配水浒名，希雍为神医安道全。《本草单方》亡。《广笔记》为长兴丁元荐，裒②希雍所用方成帙，雍又增入群方，及本草常用之药、伤寒温病时疫治法。《经疏》以神农为主，附以诸家主治药味禁忌，次序悉依《大观本草》，然论多纰缪。当时名医以为《经疏》出而《本草》亡，亦诋之太过矣。张介宾与希雍同时，

---

① 愆（qiān 千）：罪过，过失。
② 裒（póu 抔）：搜集。

希雍擅用寒凉，介宾擅用温补，希雍尚变化，介宾守法度。二人各立门径，其实各有得力处。

## 明卢氏之颐

国朝《四库》：《本草乘雅半偈》十卷，《痎疟论疏》一卷。

民间传本：《学古诊则》四卷。

上书三种，明钱塘卢之颐撰。之颐，字子繇，又字自观。父复，字不远，号芷园蒲痴，著《芷园臆草》五种。又集《医种子》四种：一为《医经种子》，集《本草经》《难经》；一为《医论种子》，集《伤寒论》《金匮要略》；一为《医方种子》，集仲景方，附薛己方、杜本舌法；一为《医案种子》，集《扁鹊仓公传》，附薛己医案，及嘉靖中抚州易大艮思兰医案十八首。万历丙辰庚申自序，天启甲子张天鳞、何白、李流芳序。尝著《本草纲目博议》，命子繇成之。子繇因取《本经》药二百二十二种，《别录》至《纲目》诸书一百四十三种，每药之下，有核、参、衍、断四目，辨论精博，甄录谨严，为注释药性家之祖。阅十八载始成，稿亡兵燹，追忆重修，因名《半偈》。《痎疟》方虽不古，论实简当，《诊则》为晚年目瞽所述，虽重复错误，犹可见少时笃学之功。《摩索金匮》九卷及《伤寒金錍抄》《医难晰疑》未传。

## 明吴氏有性

国朝《四库》：《瘟疫论》二卷，补遗一卷。

上书一种，明震泽吴有性撰。有性，字又可。是书以四时沴气蕴为瘟疫，病类伤寒而迥异，古未分别，乃著此论。谓邪自口鼻入伏膜原，与伤寒邪从毫窍入者相反。数百瘟疫中，偶或有一伤寒。言殊卤莽灭裂①。盖崇祯之世，兵燹频仍，凶荒迭荐，民生流离，死亡载道，其乖戾污秽之气，蒸为瘟疫。病源即属凶残，治法不妨峻厉。有性智不及此，遂因当时治效，辄著《正名》《正误》诸篇，诽议先贤，流毒后世，圣裔孔以立为之注释，亦读书偏信之过耳。

## 明刘氏若金

刘氏自刻本：《本草述》三十二卷。

上书一种，明潜江刘若金撰。若金，字云密，天启乙丑进士，由县令历监司，忤时罢归，正气闻天下。崇祯末膺②荐复起，以司寇驱驰闽海。知事不可为，即于学易之年③，束身引退，自号蠡园逸叟，隐居著书三十载。康熙乙巳卒，年八十。是书集药六百九十一种，分水、火、土、金、石、卤石、山草、芳草、隰草、毒草、蔓草、水草、石草、谷、菜、五果、山果、夷果、味部、蓏④部、水果、香木、灌木、苞木、虫、鳞、介、禽、兽、人三十部⑤。权药物生成之时，度五气五味五色，以明阴阳升降之理，有似平空结撰。然理畅义博，实发《农经》《陶录》之秘，与卢氏父子互相补苴⑥，允为注释药性家之祖。校之前人属火、属水、入心、入肾之说，大相径庭。此为康熙己卯其子字涟水者令淳安时刻本，有遂安毛际可、嘉兴高佑釲、

---

① 灭裂：谓言行粗疏草率。

② 膺：承受；接受。

③ 学易之年：五十岁。出自《论语·述而》："加我数年，五十以学易，可以无大过矣。"

④ 蓏（luǒ 裸）：瓜类植物的果实。

⑤ 三十部：《本草述》实为三十二部。

⑥ 补苴（jū 居）：补缀。

竟陵吴骥序。

## 明方氏有执

国朝《四库》：《伤寒论条辨》八卷，《本草钞》一卷，《或问》一卷，《痓书》一卷。

上书四种，明歙县方有执撰。有执，字中行。以《伤寒论》为王氏改移，成氏窜乱，致后世目为不全之书，或沿袭其误，大失仲圣著书之旨，因竭二十余年心力，始得端绪，考订成编。然《伤寒论》屡经兵燹，王氏萃集之后，又为高继冲编辑，必以为何人改移，何人窜乱，非质诸仲圣，终系穿凿。惟成氏注释未尽厥义，颇藉发明。所附《本草钞》《或问》《痓书》，皆有据之学。是书刻于万历壬辰。国朝郑重光，字在辛，为方氏里人，删其支辞，参以程、喻二家，并附己意，名曰《续注》，亦行于世。

## 明周氏子干

民间行本：《慎斋三书》三卷，《脉法》一卷，《医案》五卷，《运气化机》三卷，《脉学正传》四卷，《续医案》十二卷，《胡慎柔五书》一卷，《查了吾正阳篇》一卷。

上书八种，明宁国周子干撰。子干，字慎斋，太平人。学宗薛己而别开蹊径，多谬悠①欺伪之说。毗陵胡住思，泾县查了吾，皆师事之。住思弟子毗陵石震，字瑞章，注释《三书》《五书》，并《脉学正传》《运气化机》《慎斋医案》，俱未付梓。世传钞本，疑是石震伪托。惟《慎斋三书》《脉法解》，为

---

① 谬悠：虚空悠远。引申为荒诞无稽。

国朝乾隆间武进陈嘉树镂版传世。

## 明李氏中梓

《四库存目》：《删补颐生微论》四卷。

民间行本：《医宗必读》十卷，《士材三书》六卷。

上书四种，明华亭李中梓撰。中梓，字士材。其《颐生微论》已刊于万历戊午，崇祯壬午又自为删补成二十四篇，皆论医家大要，又杂入道家修炼诸法。复辑《医宗必读》十卷，首一卷为杂论，二卷为脉色，三、四卷为本草，五卷为伤寒，余五卷为杂病三十二门。崇祯丁丑自序有云：医书《汉》七家，《唐》六十四家，《宋》一百九十七家。而《汉志》医经七家，经方十有一家；《唐志》明堂经脉三十四家，医术二百五十七家；《宋志》医书五百八部。与其所引，几风马牛不相及，殆信笔欺人，并未检阅史志耳。《三书》首论脉法，为《诊家正眼》二卷；次论药性，为《本草通元》二卷；次论病四十五门，为《病机沙篆》二卷。国朝顺治庚寅刻后，旋即散失。康熙丁未，其门人长洲尤乘补刻，附入《寿世青编》二卷，首列勿药须知、服药须知，次为食鉴本草、食物治病，皆规模①金元明诸子。虽援引经义，殊鲜发明，脉法、本草尤浅率无味。《青编》则悉踵其师陋习，专务养生，殊为迂诞。

## 国朝张氏志聪

民间行本：《素问集注》九卷，《灵枢经集注》九卷，《伤寒论集注》六卷，《金匮要略集注》三卷，《本草崇原》三卷，

---

① 规模：取法。

《侣山堂类辨》二卷。

上书六种，钱塘张志聪撰。志聪，字隐庵，卢之颐弟子，自称南阳后裔，于《内经》、仲祖书，童而习之，白首始获其要，乃昼思夜梦，又积二十年方成是集。其论《素问·阴阳应象》《六节藏象》二篇，乃五运六气之纲；《天元纪》《五运行》《六微旨》《气交变》《五常政》《六元正纪》《至真要》七篇皆论运气，篇卷浩大，当即仲圣《阴阳大论》，王冰得之，以补足旧缺者。然《四气调神》亦曰大论，所述亦四时主客之气，何以不与大纲之列？又谓《灵枢》八十一篇，乃君臣问难之辞，即仲景所引《八十一难》，似甚有理。然《平脉》所引经文，乃不在《灵枢》，而在越人《八十一难》，竟未指出。其《伤寒论》提挈六经三百八十一证，霍乱易复等九十三症，使理明条贯，一扫诸家割裂之非，自有卓识。

## 国朝喻氏昌

国朝《四库》：《尚论篇》八卷，《医门法律》十二卷，《寓意草》四卷。

民间行本：《尚论前篇》二卷，《尚论后篇》四卷，《医门法律》六卷，《寓意草》一卷。

上书三种，南昌喻昌撰。昌，字嘉言，明崇祯中以选贡入都，卒无所就，往来靖安间，后复寄寓常熟，皆以医名。是书首为《尚论大义》一篇，谓《卒病伤寒论》十六卷，《卒病论》六卷已亡，《伤寒论》系王氏以己意编集，赖有三百九十七法，一百一十三方之名目，可以校正。又驳正序例，校定篇目，推方氏改叔和之旧，为有卓识。殊不知方法之数，定于林亿。《伤寒》《卒病》，《唐志》本系一书，仅有十卷。王氏编后，尚有高氏，其叫嚣拗执，实缘不善读书。《法律》明治疗之术，定功罪之律，专为庸医误人而作，思患予防，亦医林之砥柱也。所引宋人刘温舒撰《运气论奥》三卷，见《四库全书提要》。明姑苏人俞子容，字约斋，撰《续医说》十卷。怀庆河内人何柏斋，名塘，怀庆人，宏治壬戌进士，官南京右副都御史，撰《医学管见》。弟子秀水徐彬①，字忠可，撰《一百十三方发明》未载卷，《金匮要略论注》二十四卷，康熙辛亥梓行。沈明宗，字目南，与彬同时同里，师海盐石楷，撰《伤寒论注》十卷，《金匮要略注》二十四卷，康熙壬申梓行。二家书皆精爽可观。

## 国朝程氏林

《四库》：《圣济总录纂要》二十六卷。

上书二种②，休宁程林撰。林，字云来。以《圣济总录》简编残缺，购得三本，互相补苴，尚缺一百七十至一百七十七卷。其友项睿③补撰小儿方五卷。因繁重难行，乃撮取要旨，节成二十六卷。序疏门类，悉仍其旧。今震泽汪氏所梓，已复程缺，又失末后二卷，惜未获程书补全。林与喻昌同时，每摘伤寒疑义诘质④，《尚论篇》中有答问一十六条。张璐《医通》引书目录，载《金匮直解》，未见传本。

---

① 徐彬：疑当作"徐彬"。下文"彬"同。
② 二种：当作"一种"。
③ 项睿：字视庵，清代江苏阜宁县人，业医。
④ 诘质：谴责质问。

# 国朝张氏璐

《四库存目》：《张氏医通》十六卷；《伤寒缵论》二卷；《绪论》二卷；《本经逢原》四卷；《诊宗三昧》一卷。

民间刻本：《千金方衍义》三十卷，子登《伤寒舌鉴》一卷，子倬《伤寒兼证析义》一卷。

上书五种，长洲张璐撰。璐，字路玉，号石顽。汇次古今方论为《张氏医通》。主治宗薛己、张介宾，门类次第依王肯堂。又别择三十六方为祖，统隶三百九十四方。附景岳八略，改其因略为兼略。并著《伤寒缵》《绪》二论。《缵论》先列原文，次附注释及正方一百十三，皆本喻昌。《绪论》首载总论四十八篇，次杂法五篇，证治百篇，杂方百四十九，皆撷采陈言，出以己语，大要以简易浅近为宗。《诊宗三昧》，则论议风生，无可多否。讥《脉经》《太素》为溷①杂毒于经语中，展卷即有金屑入目。讥紫虚、丹溪、撄宁、士材等为刻舟求剑、案图索骥。自诩己作为风中鸟迹，水上月痕，非智慧辨才不能测识。书凡总论七篇，脉解三十二篇，口问十二篇，逆顺、异脉、妇人、婴儿四篇。康熙己巳即墨郭琇为之序刻。己酉仁庙②南巡，其子登以书进呈，奉旨留览。己丑秀水朱彝尊作序。《千金方衍义》，因真人之书无人能读，恐致失传，故敷衍其义，以期昭揭，用心良苦。然幽奇窔奥③，断难强解，岂"反激逆从"四字可概，真非所能而自以为能矣。惟仍隶三十卷。藉见宋本旧目云：一卷杂论，二卷妇人求子至下乳，三卷虚损至杂治，四

---

① 溷（hùn 混）：杂。
② 仁庙：指清圣祖仁皇帝，即康熙帝。
③ 窔（yào 要）奥：喻深邃、高深的境界。

卷补益至月水不调，五卷上下少小序例至杂病，六卷上下窍目病至面药，七卷风毒至诸膏，八卷杂风至风痹，九卷伤寒例至发汗吐下后，十卷伤寒杂治至诊溪毒，十一肝脏，十二胆府，十三心脏，十四小肠府，十五上下脾脏，十六胃府，十七肺脏，十八大肠府，十九肾脏，二十膀胱府，二十一三焦方，二十二丁肿瘭疽①，二十三九漏至大风，二十四解食毒至癞病，二十五卒死至火疮，二十六食治，二十七养性，二十八平脉，二十九、三十针灸。其三十一门二百二十三类，与九十三卷者同。是书未经进呈，故《四库存目》不载。登，字诞先，又字以柔，补《医通》中痘疹，又扩充《金镜录》《观舌心法》，为图一百二十，各有总论，名《伤寒舌鉴》。次子倬，字飞畴，著《伤寒兼证析义》，专论伤寒兼杂病，凡一十七篇，设为问答，并补目科。

## 国朝陈氏士铎

《四库存目》：《石室秘录》六卷。

民间行本：《伤寒辨症录》十四卷，附《脉法》一卷；《辨症奇闻》十二卷；《洞天奥旨》八卷。

上书四种，山阴陈士铎撰。士铎，字远公②。其书议论怪诞，方法诡异。《提要》已斥其作伪之拙，芜湖顾澄③《疡医大全》，无锡沈金鳌《尊生书》，皆广引其方论，信服其新奇。案：士铎自序称康熙丁卯，遇岐伯、仲圣、雷公、元化、稚川、思邈等于京师，亲受其法。岐伯自号中清殿下宏宣秘录无上天大帝真君，仲圣自号广蕴真人，为士铎撰序。其不经如此。书

---

① 瘭（biāo 标）疽：蛇头疔，俗称虾眼。

② 字远公：陈士铎号远公，字敬之。

③ 顾澄：应为"顾世澄"。

体皆曰，人有某病，众以为某故，殊不知乃某故，非某故也，人用某方必不效，且致死，已用某人某法，则死者复生。博学者尚受其欺，庸浅辈无足怪矣。

## 国朝戴氏天章

存存书屋刻本：《广瘟疫论》四卷。

上书一种，上元戴天章撰。天章，字麟郊，学者称北山先生。长子瀚，雍正癸卯一甲第二人。孙翼，官御史，貤赠①朝议大夫。是书折中吴氏，增辨症八、兼证五、夹证十，并原论凡一百一十三条，末附药方八十三首。为歙人郑某剽刻。其孙祖启，出存存书屋原稿更正。虽论议委婉，不若有性之决裂，究为偏见不可训。

## 国朝魏氏荔彤

民间行本：《素问注疏》二十四卷，《灵枢注疏》九卷，《伤寒论注疏》八卷，《金匮要略注》二十二卷。

上书四种，柏乡魏荔彤撰。荔彤，字念庭。康熙间历官京口监司，与吴中王子接为友。自言于帖括②吏牍③之暇，即研求医理，积五十余年撰成是编，实士大夫攻医之矫矫者。

## 国朝叶氏桂

《四库存目》：《临症指南医案》十卷，续一卷。

民间行本：《种福堂续医案》一卷，《温热论》一卷，《叶

---

① 貤（yí仪）赠：呈请朝廷将自身或妻室的封诰移赠给先人。
② 帖括：泛指科举应试文章。明清时亦用指八股文。
③ 吏牍：公文。

康王三家医案》三卷内叶一卷,《叶薛缪三家医案》三卷内叶一卷,《本事方笺释》十二卷,《景岳全书发挥》十二卷,《陶氏全生集评本》四卷,《医效秘传》四卷。

上书八种,吴县叶桂撰。桂,字天士,号香岩。显医名于康熙、雍正间。乾隆丙戌,锡山华南田辑其晚年门人朱心传、吴厚存、张亮揆等日记医案,分八十八门,每门之末附以总论,名曰《临症指南医案》。其后张氏集其遗案,合康作霖、王子接为三家。吴氏合薛雪、缪遵义为三家。皆仿华氏体例,不载称呼,不夸效验,但冠姓与年岁,扫尽诸家浮习。其审病处方,实详慎简洁,不刻意于古,而自饶古趣。康、王、薛、缪奚能武①其后尘,惟酬应太繁,浅率谐俗之方居半。集者失于校择,遂开近时浮薄之端。至《全生集》,本山阴刘大化所撰,坊贾窜入伪序,藉盛名以求速售耳。《医效秘传》《本事方笺释》《景岳全书发挥》,类皆伪托。提要称桂生平无所著作,信矣。顾景文手录《温热论》二十则,治一时传染之病,异于吴有性之专尚攻击,及幼科痘证一门,皆精简可采。

## 国朝徐氏大椿

《四库》:《兰台轨范》八卷,《神农本草经百种录》一卷,《伤寒类方》二卷,《医学源流论》二卷,《难经经释》二卷,《医贯砭》二卷。

上书六种,吴江徐大椿撰。大椿,字灵胎,号洄溪,雍正间以医名。自序《难经经释》谓:越人本《内经》以作《难经》,则《内经》具在,错谬处当援而驳正;其殊法异议,必

---

① 武:足迹。此作动词。

别有师承，不得仍执《内经》议其可否。案：《汉书·艺文志》，《扁鹊内经》九卷，《外经》十二卷，与《黄帝内经》十八卷，《外经》三十九卷并传。后汉时仲景所引，吕博望所注，二千年来，绝无异议。大椿既以《难经》为两汉前书，又不能指今之《内经》为汉之何经，况吕注已亡，无从稽考，自当阙疑，何得妄为强解。《本草经》亦仅取百种，而日用之药，置其大半，反孳孳①于方士所附轻身延年之说。赵献可《医贯》，执薛已真阴真阳，持八味六味庸识，本无足砭，乃逐句逐字，索垢求疵，肆加辱詈。《医学源流论》，抉发积弊，可称杰作。而《人参论》则曰：误服温补，补住邪气，至死不出。核诸《伤寒》、《金匮》，用人参三十二方，附子二十三方，干姜三十六方，仲圣绝无告戒，何寻常治法，犹恐误用害人，此等巨患，竟不齿及。《伤寒类方》，削去病论，专载医方，令人按病求方，不必循经辨症，尤非体例。盖椿天性恃才傲物，每信笔欺人，又评叶桂《医案》，大率类此，惟《兰台轨范》尚觉平允。

## 国朝尤氏怡

民间行本：《伤寒贯珠集》八卷，《金匮心典》三卷，《金匮翼》八卷，《医学读书记》二卷续一卷，《静香楼医案》一卷。

上书五种，长洲尤怡撰。怡，字在泾，号拙吾。工诗，与顾秀野、沈归愚为友，著《北田吟稿》。乾隆间以医名世。尝病方、喻、程三家之书条分未当，因分伤寒三阳治法为十一门，

---

① 孳（zī资）孳：努力不懈。孳，通"孜"。《礼记·表记》："俛焉日有孳孳，毙而后已。"

三百九十四条，方九十道；三阴治法三门，一百十七条，方二十七道。提纲挈领，束繁归整，为《贯珠集》。虽踵沿陋习，播乱原文，较之三家，则醇多疵少。其《金匮心典》，尤精简可宗。又著《金匮翼》，专疗杂病，分四十九门，每门各别类次论治，简而有要，惟每类之末，必有新定之方，意欲度越古人，犹是金元故态。《读书记》虽无甚精诣，亦可见其用心之勤苦矣。

## 国朝程氏郊倩

民间行本：《伤寒后条辨》十五卷，《医经脉图句测》四卷，《药方》二卷。

上书三种，休宁程郊倩撰。郊倩，字应旄。因方有执《伤寒条辨》未穷隐奥，复益加推扩，故条分愈众，论议愈新，究于仲圣立论之旨，了无干涉。《脉图》《药方》俟考。

## 国朝黄氏元御

《四库全书存目》：《素问悬解》十三卷，《灵枢悬解》九卷，《难经悬解》二卷，《伤寒悬解》十五卷，《金匮悬解》二十二卷，《伤寒说意》十一卷，《长沙药解》四卷，《四圣悬枢》四卷，《四圣心源》十卷，《玉楸药解》四卷，《素灵微蕴》四卷。

上书十一种，昌邑黄元御撰。元御，字坤载。以《素问·本病》《刺志》《刺法》三篇，旧本皆曰亡，细为绌绎①，则《本病》之文误入《玉机真藏》，《刺志》误入《诊要经终》，

---

① 绌（chōu 抽）绎：引出端绪。引申为阐述。

《刺法》误入《通评虚实》，未尝亡也。《经络论》即《皮部论》之后半篇，皮部属十二正经经络之正文，因正其错简，复八十一篇之旧。又考《灵枢》《难经》之文，亦多脱误。如《标本》误名《卫气》；《四时气》大半误入《邪气藏府病形》；《津液五别》误名《五癃津液别》；《经别》前十三段为正经，后十五段为别经，且误入《经脉》中，悉比栉其辞，俾相联属。复治《伤寒论》，得脉法八十三章，六经正病及误治坏病三百六十八章，外感类病并用法宜忌八十六章，合五百三十七章。及《金匮要略》内伤杂病、四诊九候诸法，皆定其次第，释其隐奥，更撰说意，会通伤寒大旨。《药解》详绎长沙二百八十八方，一百六十种药，处方疗病之原。《心源》融贯四圣之书，创治杂病之法。《悬枢》推究岁气所应，为堵御寒温痘疹四疫之方。又撷经文精义，为胎化等解九篇，病解一十七篇，附以医案，别成《玉楸药解》，自述用药微义，咸自作序，意并撰《杶元》一篇以示志。尝曰：思邈真人《千金方》以下，著作如林，与岐伯立言，仲景立法之旨，竟无一线微通，而庸医效尤，俗子遵守，天下咸弃圭璧①而宝碔砆②，最可痛苦流涕，语甚激烈。盖其左目为庸医误治成盲，致落仕籍③，因发愤穷医，故抑塞磊落之气时形楮墨④。虽《四圣心源》增损古方，不存旧目，且有天魂地魄等名，不免炫奇蔑古。然持论皆以扶阳配阴为宗，一洗金元以来滋阴熄火之习，自是特识。其《伤寒悬解》，虽割裂古书，而条分缕析，实能窥见先师堂奥。道光中，

---

① 圭璧：泛指贵重的玉器。
② 碔砆（wǔfū 午夫）：似玉之石。
③ 仕籍：旧指记载官吏名籍的簿册。
④ 楮墨：纸与墨。借指诗文或书画。

阳湖张琦序刻《伤寒悬解》《长沙药解》《素灵微蕴》《四圣心源》于《宛邻丛书》。《金匮悬解》尚未付梓。

## 国朝柯氏琴

民间行本：《伤寒论注》四卷，《伤寒论翼》二卷，《伤寒附翼》二卷。

上书三种，总名《来苏集》，慈溪柯琴撰。琴，字韵伯，号似峰，本儒者，工诗，好为古文辞。尝读《伤寒论》，病方氏《条辨》之妄定，喻氏《尚论》之矜奇，乃逐条逐句，细加研勘，摘出脱文衍文，倒句冗句，或删或正，皆条理疏畅，论议明晰。惟以何者为仲圣之言，何者为王氏之笔，并辟林、成二家三百九十七法之谬，及改讹补阙诸字，仍蹈文人擅作聪明结习，失注释家大体。至谓伤寒杂病异轨同辕，六经本为百病立法，不专系伤寒，实传仲景数千年未火之薪，厥功伟矣。

## 国朝沈氏金鳌

芊绿草堂刻本：《尊生书》七十二卷。

上书一种，锡山沈金鳌撰。金鳌，字芊绿，号再平，屡试京兆不售，遂专以医鸣。书凡七种：首载《脉象统类》一卷，《诸脉主病诗》一卷，附明道士曹元白南北规中导引法十八则；次《杂病源流犀烛》三十卷，《伤寒论纲目》十八卷，《妇科玉尺》六卷，《幼科释迷》六卷，《要药分剂》十卷。自序统会群书，研审意理，积数十年而成是编。卒后十数年，其弟子奇丰额藩皖时为之序刻。首为藏府门七十五候十卷，次奇经八脉门附一候一卷，六淫门二十八候六卷，内伤外感门十二候四卷，面部门八候三卷，身形门三十五部候六卷。附诸穴及痈疽图，皆冠以总论，附以群方。妇科采辑众说，分为九门。其论求嗣，备述择鼎进火，及用金凤衔珠方，并描摹情状，大能导淫。案：房中八家，列于《汉志》，班氏已论及迷者必生疾殒命。《千金方》有房中补益之术，后贤指为书中大疵。况仓公为汉代神医，止生五女，其师公乘阳庆，年七十余无子。求嗣之说，倡于褚澄，今所传书，实宋人伪托。明李濂作《医史》，亦言世传种子术皆妄，何过信如此？又胎孕所由篇褚氏云，并非《千金》所引，不知所本何书。幼科分二十四门，冠以四言韵语，便初学记诵，亦甚有理。序称其师孙庆曾与叶桂同门，颇精豆科。因受业时未随临诊，今师已故，虽素读钱、陈、曾、万、汤、魏、翟、聂八家之书，心明了而手目未能相应，故缺而有待。《伤寒论》以本文为纲，诸家为目。分太阳为六十七门，阳明三十九门，少阳十门，太阴六门，少阴二十三门，厥阴十一门，病后症五门。序称常读伤寒百余家，又假稽氏所藏钦定《古今图书集成·艺术部》按次详读，采撷英华，拟成是编。又言条例悉本柯琴。禾案：伤寒家播乱原文，倡于方有执，删改字句始于柯琴。二人皆独抒心得，别开畦径，不傍他人门户。琴更文思俊爽，措语周详，其以方类论，实能束棼①归整。金鳌无琴之才识，学琴之形似，虽以症类论，以目释纲，亦殊有理，而改补原文，几至不可句读，采集诸家，复美丑不齐，不著书名，任情窜抹，每非原书之旧。且疏忽失检，序云百家，所引止四十二家，徒为考据者所笑。盖其性尚矜夸，胸无成辙，虽获睹秘书，实未得书中旨趣。然四十二家之内，世罕行本者，若韩祇和、杨士瀛、危亦林、赵嗣真、朱拟、虞抟、楼英、吴绥、

---

① 棼（fén 焚）：纷乱。

闵芝庆、娄全善、黄仲理、张兼善一十二家之书，藉此遂窥其底蕴。此外世所通行，若朱肱、庞安常、苏颂、许叔微、寇宗奭、成无己、刘完素、张元素父子、李杲、王好古、朱震亨、王履、戴原礼、陶华、张介宾、缪希雍、赵献可、王肯堂、方中行、李中梓、喻昌、徐彬、柯琴、魏荔彤、程郊倩、陈士铎等，本《志》已详。未详者：娄全善，浙人，撰《医学纲目》，见《古今医统》。《明史·艺文志》：《医学纲目》四十卷，楼英撰。金鳌两引之，或别有据。龚信，字瑞之，号西园，江西金溪人，撰《古今医鉴》十六卷，刻于万历乙丑①。有扶沟刘自强、鄢陵刘巡及恒我斋自序。是书首列脉诀、病机、药性、运气，次分中风等一百三十三门，终药膏、通治、救荒，皆金元以后余绪，特以己见出之耳。即如广疮天泡，源流各异，患害悬殊，信乃扭合为一，既谆戒切忌用水银轻粉，检阅其方，用水银者五，轻粉者七，且有并用者，其他谬误，可概见矣。沈氏所引，并非此书。子廷贤，字子才，号云林，著《云林医圣》八卷、《神彀》四卷、《万病回春》八卷、《寿世保元》十卷。汪昂，国朝休宁人，字切庵，撰《素灵类纂》三卷、《本草备要》四卷、《医方集解》三卷、《汤头歌诀》一卷。

## 国朝陈氏念祖

民间行本：《伤寒论浅注》六卷，《长沙方歌括》六卷，《金匮要略浅注》三十卷，《公余医录四种》。

上书七种，长乐陈念祖撰。念祖，字修园。自序《伤寒论》，引《汉书·艺文志》云：《汤液经》出于伊尹，《伤寒》

---

① 万历乙丑：当作"丁丑"。万历间只有丁丑年，无乙丑年。

《金匮》方，除崔氏肾气丸、侯氏黑散外，皆伊尹遗方。考《汉志》并无此语，念祖所见，或非今本。《浅注》贯串原文，颇便童蒙诵习，然牵强附会处正复不少。其作令保阳①时，又集《神农本草经》三品药百十八种，附《别录》药四十七种，为《本草经读》二卷。又约论医精语为《三字经》二卷，附以药方一卷，并《阴阳藏府论经络四诊运气歌》一卷。又编补、重、轻、宣、通、泄、滑、涩、湿、燥、寒、热十二剂方百八道，为《时方歌括》二卷。又采脉法及杂病三十六门并妇人伤寒为《时方妙用》二卷。其立论主于排击金元，实不能越金元之围范，推崇汉唐，亦不能得汉唐之纲领。《本草经解要》四卷，为梁溪姚球字颐真撰，自序学医始末，著书原委，门人王从龙跋，从龙叔海文序，又列参校门人华元龙等一十八人名，为六安州守杨公子字远斋者所刻。称尚有《南阳经解》，《幼科新书》，删补《慎斋遗书》，评点《景岳全书》《类经》诸稿未梓。坊贾因书不售，剜补桂②名，遂致吴中纸贵。念祖未见原本，故踵其讹误如此。候官③蒋庆龄《本草经读》序言，念祖自述所著，尚有《伤寒论注》四卷、《重订柯注伤寒论》八卷、《重订活人百问》八卷、《金匮浅注》十六卷、《医医偶录》二卷、《医医从众录》④ 八卷、《真方歌括》二卷、《景岳新方砭》四卷、《伤寒论读》四卷、《金匮读》四卷、《医约》二卷、《医诀》三卷、《本草经注》六卷，凡一十三种。今惟《金匮浅注》传世，余皆未见。

---

① 保阳：今河北省保定。
② 桂：叶桂，字天士。
③ 候官：古地名，今属福州。清以后作"侯官"。
④ 医医从众录：当作《医学从众录》，为陈修园所著。

# 国朝邹氏澍

家藏刻本：《本经疏证》十二卷，《本经续疏》六卷，《本草序疏要》八卷。

家藏未刻稿：《读医经笔记》三卷，《伤寒通解》四卷，《长沙方疏证》六卷。

上书六种，武进邹澍撰。澍，字润安，晚号闰庵。悟先儒性命之旨，不习举业，特致力于医。尝用春秋属辞比事法，治《素问》《伤寒论》《金匮要略》，于不合处求其义之所在。又以刘潜江①《本草述》，虽意旨精博，而不甚用力于汉唐，因将仲圣所用药百七十三味，研究六年，撰成《本经疏证》。常用药百四十二味，成《本经续疏》。犹以为未尽厥旨，复取序例所列主疗八十三类，及徐氏续入九类，诠释其要，翼附二疏，成《本经序疏要》，皆自为序。道光甲辰，遽捐馆舍。癸卯禾录稿寄汤君用中，倡锓于维扬②，归板于其嗣子③梦龙。《长沙方疏证》《读医经笔记》，皆未卒业，因校序以待刻传。

---

① 刘潜江：刘若金（1585—1665），字云密，湖北潜江人。著《本草述》。

② 维扬：扬州的别称。

③ 嗣子：旧时无子者以近支兄弟或他人之子为后嗣，亦称"嗣子"。

医案及经方解析

# 自　序①

　　医家者流，矫枉者擅于诬蔑，夸诞者专尚欺伪。每求诸穷荒失诸眉睫，讲肄之道究无裨也。与门人论医数则，附列《读书志》后，或可为童蒙之嚆矢②云。

咸丰二年花朝

---

　　① 自序：原无此标题，今加。
　　② 嚆（hāo 蒿）矢：响箭。因发射时声先于箭而到，故常用以喻事物的开端。

# 目 录

# 历代伤寒名家书籍考<sub>附</sub>

《伤寒卒病论》一十六卷，汉献帝建安纪年长沙太守南阳张机撰，西晋太医令高平王叔和编集，宋太祖开宝中节度使高继冲编进。仁宗嘉祐二年，于编修院置校正医书局，命儒臣掌禹锡、林亿校理，张洞校勘，苏颂、孙奇、高保衡、孙兆校正为序，奏上下国子监板行。徽、钦宣靖间，聊摄成无己注解，高宗绍兴甲子，洛阳严器之为成氏序刻，遂为不刊之典。至今上咸丰元年，计三千九百一十六载。代有哲人发扬蹈厉，虽卷帙散亡，百不存一，而史志所载，礼废羊存①，当谨为详核。

案：《外台秘要·伤寒门》引书，证以梁、隋、唐三朝《志》曰：谢士秦《删繁方》十二卷②；范汪《东阳方》一百五卷；尹穆纂《范汪方》一百七十卷；张湛《延年秘录》十二卷、《养生要集》十卷；僧深《药方》三十卷；宋侠《经心录》八卷；元宗皇帝《开元广济方》五卷；胡洽居士《百病方》二卷；张文仲《随身备急方》三卷；阮炳，字文叔，《河南药方》③十六卷；支太素，疑即支法存，《申苏方》五卷；陈廪丘，疑即陈延之，《小品方》十二卷；崔文行，疑即崔行恭，《纂要方》十卷；许仁则，疑即许咏，《六十四问方》一卷；吴普《华佗方》十卷；葛洪《肘后方》六卷；姚僧垣④《集验方》十二卷；巢元方《病源候论》五十卷；孙思邈《千金方》

---

① 礼废羊存：指古代礼节形式已经消亡，仅存食物，已经名不副实了。

② 十二卷：《隋书·经籍志》作"十三卷"。

③ 河南药方：《隋书·经籍志》："梁又有《阮河南药方》十六卷，阮文叔撰"。

④ 姚僧垣：《隋书·经籍志》作"姚大夫"。

三十卷、《千金翼方》三十卷；甄立言《古今录验方》五十卷。张苗，史脱。赵泉，史志未载。凡二十三家二十二部五百八十九卷。

徐文伯《辨伤寒》一卷、《伤寒总要》二卷，亡于隋季，故《外台》未采。专以"伤寒"名书自文伯始。

《宋史·艺文志》：张果《伤寒论》一卷；李大参《家伤寒指南论》一卷；石昌琏《伤寒证辨集》一卷；钱闻礼《伤寒百问方》一卷；汴人平尧卿《伤寒玉鉴新书》一卷、《伤寒类症要略》① 二卷；陈昌祚《明时政要伤寒论》三卷；李涉《伤寒方论》二十卷；田谊卿《伤寒手鉴》二卷②；丁德用《医伤寒慈济集》三卷；杨介存《四时伤寒总病论》六卷；姑孰③李柽，字与几，《伤寒要旨》二卷④；宁海罗适，字正之，《伤寒救俗方》一卷；颍川王实，庞安时弟子，《伤寒症治》⑤ 三卷；《局方续添伤寒症治》⑥ 一卷；亡名氏《伤寒要法》一卷。

晁公武《读书志》：《通真子伤寒诀》一卷；无求子，大观时人，《伤寒百问》三卷。

陈振孙《书录解题》：长乐陈孔硕，字肤仲，《伤寒泻利要方》一卷；亡名氏《摘要方》一卷。

郑樵《通志》：《巢氏伤寒论》一卷，《玉川伤寒论》一卷，《郑氏伤寒方》一卷，朱旦《伤寒论》一卷，上官均集《伤寒

---

① 伤寒类症要略：《宋史·艺文志》作《伤寒证类要略》。
② 二卷：《宋史·艺文志》作"三卷"。
③ 姑孰：今安徽省当涂县。
④ 二卷：《宋史·艺文志》作"一卷"。
⑤ 伤寒症治：《宋史·艺文志》作《伤寒证治》。
⑥ 局方续添伤寒症治：《宋史·艺文志》作《局方续添伤寒证治》。

要方》① 一卷，曾谊《伤寒论》一卷，刘君翰《伤寒式例》一卷，宋迪《阴毒形证诀》一卷，亡名氏《伤寒百问经络图》一卷、《伤寒论后集》六卷、《伤寒集论方》十卷，孙、王二公《伤寒论》② 二卷，太常主簿陈昌胤《百中伤寒论》三卷。

钱大昕《补金元史艺文志》③：李庆嗣《伤寒纂要类》④ 四卷、《改正⑤活人书》二卷、《伤寒论》三卷；钱塘吴恕，字⑥蒙斋，《伤寒活人指掌图》三卷；崇仁熊景元，字仲元⑦，《伤寒生意》，未载卷；临川黄大明，字东之，《伤寒总要》三卷；尚从善《伤寒纪元妙用集》十卷；刘纯《伤寒治例》一卷。

焦竑《国史经籍志》：陆彦功《伤寒类症便览》十卷，一作黄仲理撰，陆彦功重编；汤尹才《伤寒解惑论》一卷。

《明史·艺文志》：熊宗立《伤寒运气全书》十卷、《伤寒活人指掌图论》十卷。

凡三十九家四十五部一百四十二卷，皆有目无书。

国朝《四库》：仁和皇甫中，字云洲，《伤寒指掌》十四卷；华亭陈治，字三农，《证治大还》四十卷；李汤卿《心印绀珠经》二卷。

民间行本：赵嗣真《伤寒论》十卷；李梴《医学入门》七卷；吴绶，明钱塘人，官太医院判，《伤寒蕴要》四卷；林观子《伤寒折衷》十二卷；程德斋《伤寒钤法》十卷；史子仁《伤

---

① 伤寒要方：《通志·艺文》作《伤寒要论方》。
② 伤寒论：《通志·艺文》作《伤寒论方》。
③ 补金元史艺文志：当作《补元史艺文志》。
④ 伤寒纂要类：《补元史艺文志》作《伤寒纂类》。
⑤ 正：《补元史艺文志》作"证"。
⑥ 字：《补元史艺文志》作"号"。
⑦ 仲元：《补元史艺文志》作"仲光"。

寒正宗》八卷；刘芳训《仲景秘韫神解》上、下，十二卷。凡十家十部一百十九卷，未获快睹。

若《读书志》已录之：宋高若讷、孙兆、韩祗和、朱肱、庞安时、郭雍、许叔微、杨士瀛，金刘完素、张从正、张元素父子、李杲、王好古、罗天益，元吕复、滑寿、朱震亨、朱执、危亦林、马宗素、王履，明戴原礼、陶华、虞抟、楼英、张介宾、缪希雍、王肯堂、李中梓、方有执、龚信，《河间六书》中常德、镏洪，国朝喻昌、张志聪、徐彬、张璐父子、魏荔彤、沈明宗、程应旄、徐大椿、柯琴、尤怡、陈士铎、黄元御、陈念祖、邹澍四十七家。未录之：陈养晦《伤寒五法》四卷，赵献可《医贯》四卷，戈存橘《伤寒补天石》四卷，张锡驹《伤寒直解》六卷，王子接《古方选注》三卷，周扬俊《伤寒三注》十卷，汪苓友《伤寒论》十四卷，吴仪洛《伤寒分经》十卷，陈尧道《伤寒辨证活人书》四卷，杨炜《伤寒方义指微》一卷，十家十部六十二卷。

不知时代、书名之：娄全善、闵芝庆、张兼善、罗东逸四家。

通计一百三十四家，除亡逸四十家，凡九十四家。或藏完书，或获残帙，或于援引家读其梗概。不名伤寒诸家，未预因记其目而论之曰甚矣。伤寒家言之众也，言愈众理愈窒，愈言之愈失之。尝闻诸《老子》：多言数穷，不如守中。大道甚夷，而民好径。夫仲景具恻隐之心，撰精慎之文本，易知易行。后人不善知不善行，遂致莫能知，莫能行。皆多言好径者误之也。叔和、思邈，医造乎智，故能守仲景之言，不用其智。晋、唐诸贤守未经仲景笔削之言，无害乎智。林亿、成无己言者不智，而希言自然，犹近乎智。宋人或守仲景，或效唐贤，斜径日开，大道日塞。金元伊降，抉摘错简，指驳讹谬，编者编，改者改，删者删，补者补，立言愈工，去理愈远，径日辟而道日塞矣。余欲执古道以御今，有不亦难乎！

# 《伤寒论序例》① 考证附

医学之宗，代推西晋高平王氏，而世传《伤寒论序例》，芜杂不伦，非语气謷牙，即章节错乱。以为真耶，何数千百年无议之者？以为伪耶，何精义名言亦间有也？后读《脉经》，始悟非高平之作，乃唐、宋俗医钞传之本耳。俗医各秘所藏，习讹成信。据林亿校上《脉经》札子言，有以巢元方时行《病源》为第十卷者，有以第五分上、下卷，而撮诸篇之文，别增篇目者，即是类矣。《脉经》撰集《素问》诸经名家要诀，不涉一私，条而不紊，若网在纲。殚其学者，如饮上池之水。后人未睹厥真，指非为是，灾楮②祸墨，踵接肩摩。苟无高平之书，奚雪高平之谤？因凝思涤虑以核之，曰：出于《脉经》者，证以《脉经》；出于《病源》《千金》《外台》者，证以《病源》《千金》《外台》；《外台》与《病源》《千金》之文不同者，则从《病源》《千金》；未详出处者存疑，以俟续考。俾治《伤寒论》者，得以循今入古，出伪归真，岂曰小补之哉。

第一章"阴阳大论云"至"时行之气也"二百一十四字，《病源》接"夫伤寒者"至"当下之则愈"一百一十二字，又接《素问·热论》五百九字。《外台》注曰："仲景、《病源》《小品》《千金》同。"《千金》作"《小品》曰"。"凛冽"《病源》作"冰寒"。"乃名"二字、"最成"之"成"字、"名曰"之"曰"字，《病源》《千金》皆作"为"。"肌肤"《病源》作

---

① 伤寒论序例：视其所记内容，当指今本之《伤寒例》，文字略有出入。

② 楮（chǔ 楚）：代指纸。

"肌骨中"。"春夏多温热病"，《病源》《千金》作"温病、热病"。"大寒""大凉""大热""大温"《病源》无"大"字。

第二章"夫欲候知"至"谓之伤寒也"二百八十一字，"夫欲候知"至"之伤寒也"一百九字，未详俟考。其中有"非节之暖"二十字，见《病源·温病候》。"冬温"至"后章"二十二字未详。"从立春"至"有殊耳"一百二十九字，见《病源》《外台·天行门》，下接一日至七日治法，《千金》无。"寒疫也"下，《病源》《外台》有"一名时行伤寒，此是节候有寒伤于人，非触冒之过也"二十一字。

第三章"十五日得一气"至"可不审明之"二百三十字未详。然"气候"四句，《素问·至真要大论》"六经脉至"下云："至而和则平，至而甚则病，至而反者病，至而不至者病，未至而至者病，阴阳易者危。""彼春之暖"四句，出《脉要精微论》《至真要大论》。"春夏养阳"二句，出《四气调神大论》。"春伤于风"八句，出《阴阳应象大论》，"病疟"作"痎疟"。

第四章"伤寒之病"至"须两审也"一百四十一字，《外台》作"王叔和曰"。"无不效也"以前六十二字，《千金》作"《小品》曰"。"今搜采"以下七十九字，《千金》无。

第五章"凡伤于寒"至"而治之"四百七十五字，内《素问·热论》三百二十四字，《病源》《外台》皆载全文，《千金》无。《脉经》二卷第四："尺寸俱浮，直上直下，此为督脉，腰背强痛，不得俯仰，大人癫病，小儿风痫疾。"非"太阳受病"。十卷《手检图》："尺寸俱沉，但有关上脉，苦寒，心下痛。尺寸俱沉，关上无有者，苦心下喘。"非"少阴受病"，并无"尺寸俱沉细"。又"尺寸俱微，厥，血气不足，其人少气。"无"尺寸俱微，缓"。按：《手检图》尚有"尺寸俱数，有热；俱迟，有寒。""俱濡弱，发热，恶寒，汗出（一本作内蕴热，手足逆冷，汗出）"。二卷第四尚有"尺寸俱牢，直上直下，此为冲脉，胸中有寒疝也。"无"俱长俱弦"，并无"尺寸陷"。《素问·三部九候论》有"独陷下者病"。《热论》"人之伤于寒"，非"凡伤于寒"；"伤寒一日，巨阳受之"，非"太阳受病也，当一二日发"；"三阳经络皆受病"，非"三经皆受病也"；"此三经皆受病，已入于府，可下而已"，《热论》无，明吴崑注《素问》补入，作"三阴经络皆受病，非此三经皆受病。""更不传经不加异气者至"十字、"大气皆去"以下四十字，《热论》无。

第六章"若脉阴阳俱盛"至"方治如说"七十一字未详。《脉经》八卷第九："温疟者其脉平，身无寒但热，骨节烦疼①，时呕，朝发暮解，暮发朝解。"《素问·疟论》："先热后寒，名曰温疟，得之冬中风，寒气藏于骨髓之中，至春则阳气大发，邪气不能自出。因遇大暑，脑髓烁，肌肉消，腠理发泄，或有所用力，邪气因与汗俱出。此病藏于肾，其气先从于内，出之于外也。"非"脉阴阳俱盛"，亦非"重感于寒，而为温疟"。七卷第一："其人素伤于风，因复伤于热，风热相薄，则发风温。"《五十八难》："中风之脉，阳浮而滑，阴衰②而弱"。非"阳脉浮滑，阴脉濡弱，更遇于风，变为风温。"《难经》尚有"湿温之脉，阳濡而弱，阴小而急。"《脉经》又有"其人常伤于湿，因而中暍，湿热相薄，则发湿温。"《脉经》八卷第三：

---

① 烦疼：《脉经·平黄疸寒热疟脉证第九》作"疼烦"。
② 衰：《难经·五十八难》作"濡"。

"伤寒一二日，及服吐下药后，变成阳毒，脉浮大数。伤寒初病或服药六七日至十日，变成阴毒，脉沉细紧数。"《病源·温病候》：发汗不解，温毒气瘀结在胃，变成黄疸。温毒气盛，伤于肠胃，故下脓血。非"阳脉洪数，阴脉实大，更遇温热，变为温毒。"《病源·疫疬候》："节气不和，寒暑乖候，或有暴风疾雨，雾露不散，则民多疾疫，如有鬼厉之气。"非"阳脉濡弱，阴脉短急，更遇温气，变为温疫。"

第七章"凡人有疾"至"必死矣"二百六十字，《千金》《外台》文字增损不同。"凡人有疾"，《千金》《外台》作"凡人有小病苦"①；"备虑之要"②，作"自养之至要也"。"凡人有小病苦"至"自养之至要也"，《千金》一百一十七字，《外台》一百一十五字，《序例》七十四字。"凡作汤药"至"不须治之"五十五字，《千金》《外台》四十五字。"凡伤寒"至"不消散者"三十二字，《千金》二十九字，《外台》无。"不在证治"至"必死矣"九十九字，未详。

第八章"夫阳盛"至"之有焉"二百八十四字，《千金》《外台》皆作"王叔和曰"。"阳盛阴虚"，"阳虚阴盛"，《外台》作"表和里病"，"里和表病"；"阳盛则毙，阴盛以亡"，作"表和则毙，里平以亡"。"阳""阴""盛""虚"出自《难经》，《外台》皆作"表""里"。"生死之要"③十六字，"懵然不知病源"六字，《千金》《外台》无。"仁者"，《千金》作

① 凡人有小病苦：《千金要方·伤寒例》作"凡人有少苦"，《外台秘要·诸论伤寒八家合》作"凡人有少病"。
② 备虑之要：《千金要方·伤寒例》作"养生之要"。
③ 生死之要：《注解伤寒论·伤寒例》作"死生之要"。

"仁爱"；"岂不痛欤"作"宁①不伤楚"。"夫智者"四句二十一字，"世上之士"六句三十八字，《千金》《外台》无。

第九章"凡发汗"至"死病"八十六字，未详。

第十章"凡得病"至"胜数也"一百四十二字，《千金》《外台》文字微有不同，止一百九字。"何者"，《千金》《外台》作"所以尔者"；"至六七日"，作"若至七八日"；"与之当令不足"一句无；"勿极意"，作"勿令极意"；"小便不利"，作"小便涩"；"自愈"作"已愈"；"此为欲愈之病"，作"已愈也"；"其不晓"以下二十八字无。

第十一章"凡得病厥"至"欲愈也"② 二十六字，未详。

第十二章"凡治温病"至"并中髓也"四十二字，《千金》三十八字。"病甚者为五十九刺"，出《素问·刺热病论》，又《水热穴论》"治热病五十九俞"。"三十九穴"，《千金》作"三十六穴"。"并中髓也"四字，《千金》无。

第十三章"凡脉四损"至"名曰六损"五十八字，未详。《脉经》七卷第二十四："热病，脉四损，三日死。所谓四损者，平人四至，病人脉一至，名曰四损。"非"平人四息，病人脉一至"。五损、六损同。六损下又有"若绝不至，或久乃至，立死"十字。

第十四章"脉盛身寒"至终九十三字，未详。《素问·刺志论》："气盛身寒，得之伤寒，气虚身热，得之伤暑"。非"脉盛身寒，脉虚身热。"《脉经》四卷第七："伤寒热盛，脉浮大者，生；沉小者，死。已得汗，脉沉小者，生；浮大者，死。

---

① 宁：《千金要方·伤寒例》作"能"。
② 欲愈也：《注解伤寒论·伤寒例》作"愈证也"。

温病，三四日以下，不得汗，脉大疾者，生；细小难得者，死。穰穰大热，脉细小者，死。""热病，未得汗，脉盛躁疾，得汗者，生；不得汗者，难瘥。已得汗，脉静安者，生；躁者难治；常大热不去者，亦死。"非"阴阳俱盛，大汗出，不解者，死；阴阳俱虚，热不止者，死。"四卷第一："脉乍数乍疏，乍迟乍疾者，以日乘四季死。""关上脉时来时去，乍大乍小，乍数乍疏①者，胃中寒热，羸劣不欲饮食，如疟状。"《素问·平人气象论》："少阴脉②至，乍数乍疏，乍短乍长。"《三部九候论》："中部乍数乍疏③者死。"《玉机真藏论》："真脾脉至，弱而乍数乍疏，色黄青不泽，毛折，乃死。"非"乍数乍疏者死"。五卷第五："脉来如弹石，去如解索者，死。如悬薄卷索者，死。转豆者，死。"非"至如转索者，其日死"。"谵言妄语，身当有热，脉当洪大，而反手足四逆，脉沉细微者，死"非"身微热，脉浮大，手足温者，生。逆冷，脉沉细者，不过一日，死矣。"

附第八章"神丹"、"甘遂"二方。

神丹方：人参、乌头、附子、半夏、茯苓、朱砂六味，蜜丸，沸汤下。出《外台·伤寒门》崔氏方部。

甘遂方：甘遂、白芷二味，为末，冷水服。一名水导散，一名濯腹汤。出《外台·天行门》狂语部。

禾按：《序例》一篇分一十四章，计二千三百九十二字。出于《病源》《千金》《外台》者，一千三百九十六字。内王叔和曰，出自《千金方》者一百九十七字、《外台方》者七十九字，

---

① 乍数乍疏：《脉经·辨三部九候脉证第一》作"乍疏乍数"。
② 少阴脉：《素问·平人气象论》作"少阳脉"。
③ 乍数乍疏：《素问·三部九候论》作"乍疏乍数"。

凡二百七十六字。未详出于何书者，九百九十六字。其文忽雅忽俗，若醇若疵。既曰《序例》，又不表全书之旨，发群论之凡，而凌杂难通，决非一时之言，一人之笔。盖建安以降，兵燹载途，典籍散亡，医书尤甚。《班志》所载，无一存者。高平搜采，已无南阳旧帙，三家摭拾，亦非泰始原编。洎乎宋代，转辗改移。据孙奇校上序云：高继冲所进，文理舛错，虽藏书府，实未校雠。而奇等第去其重复，合三百九十七法，一百三十三方。"可见当时并无别本。故《序例》纷讹，迷弗能治，因循相沿，绝无一人援《脉经》之真，证《序例》之伪，其承讹创议，侈谈错简，与高平为难者，实繁有徒①。因寻原求委，而论曰：《脉经》自序高雅谨饬，自是晋人文字。《序例》阘茸②琐絮，即孙、王二家所集。究系医工传述之言，且有记忆不全者。兹从《千金》《外台》摘出，"夫阳盛""凡两感""今搜采"二③章，为高平论两感病误治致祸原文，以存唐时之旧。而"阳盛阴虚"出《五十八难》，《外台》"阴""阳"皆云"表""里"，当从《千金》。《阴阳大论》云三章申明，冬寒、春温、夏热、秋凉，则为正气伤则病人，寒为尤甚。温、热、凉中不即发，至夏、秋、冬，仅为飧泄、痎疟、咳嗽。寒气中不即发，则伏于肌骨中，感春之温变为温病，感夏之暑变为暑病，与正气之温病、暑病同名异源。春反寒、夏反凉、秋反热、冬反温，则为时行其病，长幼咸似。春分以后，秋分以前，天有暴寒，则为寒疫，能随月令阳气之盛弱，致病热之轻

---

①　实繁有徒：实在有不少这样的人。出自《书·仲虺之诰》："简贤附势，实繁有徒。"

②　阘（tà 踏）茸：庸碌低劣。

③　二：据文义，疑当作"三"。

重。二病虽状类伤寒、温暑，治各不同，与南阳之论迥殊当别。是一论，三家皆以《阴阳大论》云一章，为伤寒时行之纲领。巢氏又采其"冬有非节之暖"四句入《温病候》，从"立春节前"二十四句入《时气候》寒疫也。下有一名"时行伤寒"，此是节候有寒伤于人，非触冒之故也。三句下接一日至七日治法，王氏集入《天行门》"凡伤于寒"一章，以《素问·热论》混入论脉诸法，与三家不符。"脉阴阳俱盛"、"凡得病厥"、"凡脉四损"、"脉盛身寒"四章，皆不知出于何书，或文字脱落以臆语补苴，或记忆不全遂颠倒断缺，即损脉中"至"字易以"息"字，谬几千里，已详注各条之下，其伪不攻自破。"伤寒之病""凡人有疾""凡得病""凡治温病"四章，虽三家引用，而文字增损不定。"凡发汗"章，亦与"不可发汗"等篇大异。今《伤寒论》后所附"不可发汗"及"汗吐下后"证止一百四十二条，去有目无文者八十三条，实有五十九条。第十七篇注曰"三十一证前有详说"，检之又绝无只字。而《脉经》七卷则集南阳法语三百三十五条，经文、名论六十二条。治伤寒者，专论伤寒，治温病、热病者，专论温病、热病，凡三百九十七条，莫不谆谆述古，务裨实济。较诸《序例》之我述我法者，奚啻天渊。况南阳之书，篇篇是序，条条是例，岂高平智不及此，必欲为此隔膜之序，自相刺谬耶！总之《伤寒论》前序、后附，皆高继冲得自世业医家，不别真伪，惟图凑足。孙奇等因无旧本，遂疏忽沿误，酿成诬蔑先贤之祸。呜呼！一序之伪，贻讼千古。此虽继冲之谬，而实后人之愚。高平《脉经》昭如日星，后人一字不解，无怪其狐惑于邪说也。

王氏论两感伤寒误治致祸原文：

凡两感病作，治有先后，发表攻里，本自不同。而执迷妄意者，乃云神丹、甘遂合而服之，且解其外，又除其内。言巧似是，于理实违。安危之变，岂可诡哉！夫阳盛阴虚，汗之则死，下之则愈；阳虚阴盛，汗之则愈，下之则死。夫如是，则神丹安可以误发，甘遂何可以妄攻？虚盛之治，相背千里；吉凶之机，应若影响。然则桂枝下咽，阳盛则毙；承气入胃，阴盛以亡。此阴阳虚实之交错，其候至微；发汗吐下之相反，其祸至速。而医术浅狭，为治乃误，使病者陨没，自谓其分至，令冤魂塞乎冥路，死尸盈于旷野。仁者鉴此，宁不伤楚。今搜采仲景旧论，录其证候诊脉声色，对病真方有神验者，拟防世急也。又土地高下，寒温不同，物性刚柔，餐居亦异，是故黄帝兴四方之问，岐伯举四治之能，以训后贤，开其未悟者。临病之工，宜须两审也。

上唐孙真人、王太守所集高平之言如此。"凡两感"本在"夫阳盛"后，详其文义，宜改列于前。"今搜采"以下出自《外台》。尚有"伤寒之病"一十二句，《千金》不作，叔和作，《小品》故未录。盖泰始之时，书府残毁，医多庸妄。高平目击两感病用神丹、甘遂，戕人寿命，既辑南阳旧论，成伤寒三阳三阴篇，复述误治之害于篇末。此其原文也。

# 《左传》 膏肓之疾解

医缓诊晋景公曰：疾"在肓之上，膏之下，攻之不可，达之不及，药不至焉，不可为也。"后张[①]，如厕，陷而卒。左氏仅载巫言噩梦，不揭病状、病名。夫曰膏下肓上，药不至焉，是实有其处，实有其病矣。核《素问·刺禁篇》"鬲[②]肓之上，中有父母"，《痹论》"卫气薰于肓膜"，《灵枢·九针十二原》"论膏之原，出于鸠尾；肓之原，出于脖胦"，则膏下肓上属心肺之下，肠胃之间，为卫气存驻之窟宅。《腹中论》："身体髀股胻皆肿，环齐[③]而痛，病名伏梁，此风根也。其气溢于大肠而著于肓，肓之原在齐下，故环齐而痛。不可动，动之为水溺涩之病。"又曰："少腹盛，上下左右皆有根，病名伏梁。裹大脓血，居肠胃之外。下则因阴《周书》作"雊因于邦山"。注："因，逆接也"，必下脓血，上则迫胃脘，生鬲《广雅·释诂一》："生，出也"，侠胃脘内痈。不可治，治之每切按之致死。居齐上为逆，齐下为从。"据此，则此之伏梁，非《五十六难》心积之伏梁，乃《金匮》之肠痈、肿痈也。其缘风气溢于大肠，而著于肓者，本居齐下，气虽外鼓，而肿及股胻。然腹无积聚，第泄其肠内之郁滞，肿当自解。设误动其气，仅为水溺涩，而不至于死。故《金匮》条下绝无致戒之文，其裹大脓血居肠胃之外者，本居齐下，下可连接于二阴而下脓血，上可迫胁胃脘而出于鬲，又可侠于胃脘而为内痈，不可漫治。设漫治及切按，每致于死。

---

① 张：通"胀"。《山海经·中山经》："（丰山）多羊桃，状如桃而方茎，可以为皮张。"郭璞注："治皮肿起。"

② 鬲：通"膈"。《素问·五脏生成论》："心烦头痛，病在鬲中。"

③ 齐：通"脐"。《庄子·大宗师》："颐隐于齐，肩高于顶。"

故《金匮》有"按之即痛如淋",及"脓已成,不可下"之戒。晋侯之病,殆即居齐下之伏梁而内脓已成者,故达之已不及,攻之决不可,后必腹中张急《说文》:"张,施弓弦也",如厕切按,致脓血陷溃《广雅·释言》:"陷,溃也"而暴脱耳。

# 《史记》尸蹶解

扁鹊论尸蹶曰：阳入阴中，动胃缠缘，中经维络，别下于三焦、膀胱。是以阳脉下遂，阴脉上争，会气闭而不通，阴上而阳内行，下内鼓而不起，上外绝而不为使，上有绝阳之络，下有破阴之纽，破阴绝阳之色已废脉乱，故形静如死。夫以阳入阴支兰①藏者生，阴入阳支兰藏者死。凡此皆五藏蹶中之时暴作也。

按《素问·阴阳大论》曰：清阳出上窍，发腠理，实四支，在外为阳②之使；浊阴出外③窍，走五藏，归六府，在内为阳之守。《厥论》：其人数醉饱以入房，阴气虚，阳气入，胃不和，不荣其四支。又曰：夺于所用，精气溢下，邪气因从之而上。《缪刺论》：邪客手足少阴、太阴、足阳明之络，五络皆会于耳中，上络左角，竭则令人身脉皆动，而形无知。《三十一难》：三焦为气所终始。下焦当膀胱上口。盖阳运于外，阴承于内，是正气也，阳陷于下，阴逆于上，是正气也。阳气因阴虚而下陷，始则摇撼胃气而缠绕于缘表《集韵》：缠与缠同，绕也。《广雅·释诂四》：缘，表也，继则中于正经而维系其支络，乃分别下行于三焦、膀胱④。于是阳脉遂往于下《广雅·释诂一》：遂，往也，阴脉逆争于上，致五络交会之气闭而不通。阳往而不返，则陷于阴宅，为破坏阴守之结纽《荀子·正名》："交喻异物名实元纽。"注：

---

① 支兰：指人体的脉络。

② 阳：《素问·阴阳应象大论》作"阴"。

③ 外：《素问·阴阳应象大论》作"下"。

④ 膀胱：原作"膀脉"，《史记·扁鹊仓公列传》："夫以阳入阴中，动胃缠缘，中经维络，别下于三焦、膀胱。"据改。

"纽，结也"；阴争而不息，则踞于阳位，为绝截阳使之绠络《广雅·释器》：络，绠也。绝破之局既成，竭蹶之色乃废《小尔雅·广言》："废，置也。"《华严音义上》引《广雅》："置，著也"。故血脉扰乱，形静如死矣。然阳入阴之支胍①，虽兰闲五藏转输之化《刘子·说符》："宋有兰子者。"《释文》："兰，与阑②同"，尚可批郤导款，以复其故辙。而生阴入阳之支脉，必兰隔五藏升降之机，不能抵强御暴，任其子荡以死。太子之病阳入阴③支者也，蹶未半日，转输之化虽阻，升降之机未竭，犹闻其耳鸣、鼻张，两股至阴循之尚温，故针取外三阳五会，以通清阳之闭，煮剂更熨两胁下，以散浊阴之结，俾复阳，使阴守之常度。即《缪刺论》"剃左角，发寿夭。"《刚柔篇》刺大人之法无他异也。故其自言曰：越人非能生死人也。此自当生者，越人能使之起耳。

---

①　胍：疑当作"脉"。

②　阑：阻隔。

③　阴：原作"阳"。《史记·扁鹊仓公列传》："夫以阳入阴支兰藏者生，阴入阳支兰藏者死。"据改。

# 《礼记》伤肾干肝焦肺解

《问丧篇》曰："恻怛之心，痛疾之意，伤肾、干肝、焦肺。""悲哀志懑气盛，故袒而踊之，所以动体、安心、下气也。妇人不宜袒，故发胸、击心、爵踊。"然不言当发何等疾患也。方望溪《礼记析疑》曰：有人遭兄之丧，腹中若虫豸之动，自丹田之右，逆上达胁，转而右旋，偏于胸膈，以药石攻之不效。医士杨芳初闻之，曰：此丧礼伤肾、干肝、焦肺也。起自丹田之右，肾伤而气逆也；达于左胁，肝病也；偏于胸膈，肺病也。询诸其人，果以父母在不敢号踊，哽咽而致此，痼疾也。惟熊经鸟申，久可渐减。其人因学导引术，虽微有瘳，竟以气结而不通者终其身。

核《素问·宣明五气篇》：五藏化液，肾为唾，肝为泪，肺为涕。《举痛论》：悲则气消，心系急，肺布叶举。《痿论》：悲哀太甚则胞络绝，阳气内动，发为心下崩，数溲血。又曰：肺主身之皮毛，肺热叶焦，则皮毛虚弱急薄。肝主身之筋膜，肝热则筋膜干，筋急而挛。肾主身之骨髓，肾热则骨髓枯减，腰脊不举。《灵枢·口问篇》曰：悲哀愁忧则心动，五藏六府皆摇，宗脉感，液道开，而泣涕出。液者，所以灌精濡空窍者也。目者，宗脉之所聚，上液之道也。泣不止则液竭，精不灌，目无见，命曰夺精。《本神篇》："悲哀动中者，竭绝而失生。"又曰：肝，悲哀动中则伤魂，狂忘不精。

是抑哀者固有气结不通之痼疾，过哀者更有丧明崩血痿厥诸剧患矣。夫哀本于肾，感于心，挠于肝，发于肺，取液于五藏。而神为火之精，志属水之华，水火相感，则神气上传于心精，下传于肾志，精神去目，心志俱悲，是泣涕横流，不独致肝、肺之焦干，抑且虑形神之毁坏。故丧礼虽唯哀为主，然过恸或至戕生，则孝子仁人所当樽节①尔。

---

① 樽节：逆制；节制。樽，通“撙”。《淮南子·要略训》：“樽流遁之观，节养性之和。”高诱注：“樽，止也。”

# 三焦有名无形解

《四十二难》论肠胃依附容受回环尺寸，与《灵枢·肠胃篇》《平人绝谷篇》大同。更有肝、心、脾、肺、肾、胆、膀胱之形状、称量，独不言膻中、三焦。《二十五难》言心主与三焦为表里，《三十八难》言三焦主持诸气，皆曰有名无形，诚似无形矣。夫曰表里、曰主持，则岂无形者。《三十一难》：上焦在心下，下膈，胃上口；中焦在胃中脘；下焦在脐下，当膀胱上口。与《荣卫生会篇》相类，原非无形耳。《本脏篇》有厚薄、缓急、直结之分，《论勇篇》有理纵、理横之别，是有形之明据也。况《经脉篇》：手少阳之脉，循属三焦；手厥阴之脉，历络三焦。苟无形，则循属、历络于何所耶？人身复于腹内者为膈，络于藏府外者为册，填塞藏府空隙者为膏。膻中、三焦亦膈、册、膏之类。膻中形如垂脂，其内管脉贯通，上属于膈，下系于心，为心主之宫城，气之海，臣使之官，喜乐所出。三焦形白，滑如水母，中含息肉，上属膻中，下系膀胱，中随肠胃，屈曲回环。故上焦则出气如雾露之滋溉不穷，与荣气俱行；中焦则出气如沤之起灭不定，而泌糟粕，蒸津液，化精微为血；下焦则出气如渎之畅流无滞，济泌别汁，溉诸肠，渗膀胱，以出便溺，为决渎之官，水道所出，又与胃、大小肠、膀胱同为传化之府，皆写而不藏。是三焦之有名无形者，乃有一定之名，无一定之形，非直无其形也。

# 跋

陶靖节先生读书不求甚解，非不求解也。特其天资敏捷，不藉穷研冥索，自能融会通耳。畸庵业师，初习金元刘、张、李、朱、立斋、损庵、东璧之学，久悟其非，乃转求医经、经方、伤寒、本草，著《疡医雅言》及《豆疹索隐》。又悉取所储医书、史传，研求大旨，考核行履，为《读书志》九十九篇。一秉虚衷，不淆群议，绝去固执穿凿之弊，非敏捷者不能。愿与真求解者共读而共解之，庶得偕升古人之堂，偕入古人之室。然求而得其解者，必以为古人之诤臣；不得其解者，必以为古人之罪臣。是则攸系民生之幸与不幸。而夫子寿人之心，终归不朽矣。

咸丰元年上巳日门人阳湖刘汝航谨跋

# 总 书 目

## 医 经

内经博议

内经精要

医经津渡

灵枢提要

素问提要

素灵微蕴

难经直解

内经评文灵枢

内经评文素问

内经素问校证

灵素节要浅注

素问灵枢类纂约注

清儒《内经》校记五种

勿听子俗解八十一难经

黄帝内经素问详注直讲全集

## 基础理论

运气商

运气易览

医学寻源

医学阶梯

医学辨正

病机纂要

脏腑性鉴

校注病机赋

内经运气病释

松菊堂医学溯源

脏腑证治图说人镜经

脏腑图书症治要言合璧

## 伤寒金匮

伤寒大白

伤寒分经

伤寒正宗

伤寒寻源

伤寒折衷

伤寒经注

伤寒指归

伤寒指掌

伤寒选录

伤寒绪论

伤寒源流

伤寒撮要

伤寒缵论

医宗承启

伤寒正医录

伤寒全生集

伤寒论证辨

伤寒论纲目

伤寒论直解

伤寒论类方

I

## 诊　　法

## 针灸推拿

# 本 草

# 方 书

卫生编

袖珍方

仁术便览

古方汇精

圣济总录

众妙仙方

李氏医鉴

医方丛话

医方约说

医方便览

乾坤生意

悬袖便方

救急易方

程氏释方

集古良方

摄生总论

辨症良方

活人心法（朱权）

卫生家宝方

寿世简便集

医方大成论

医方考绳愆

鸡峰普济方

饲鹤亭集方

临症经验方

思济堂方书

济世碎金方

揣摩有得集

亟斋急应奇方

乾坤生意秘韫

简易普济良方

内外验方秘传

名方类证医书大全

新编南北经验医方大成

## 临证综合

医级

医悟

丹台玉案

玉机辨症

古今医诗

本草权度

弄丸心法

医林绳墨

医学碎金

医学粹精

医宗备要

医宗宝镜

医宗撮精

医经小学

医垒元戎

医家四要

证治要义

松厓医径

扁鹊心书

素仙简要

慎斋遗书

折肱漫录

丹溪心法附余

IV

V